湛庐文化 Cheers Publishing

a mindstyle business

与思想有关

Using Dialectical Behavior Therapy Skills to
Cope with Difficult Emotions and
Develop a Healthy Relationship to Food

END
EMOTIONAL
EATING

驾驭情绪的力量

7步终结情绪化饮食

[美] 珍妮弗·泰兹（Jennifer L. Taitz）◎ 著
徐卓 张婍 ◎ 译

浙江人民出版社
ZHEJIANG PEOPLE'S PUBLISHING HOUSE

食物爆炸时代的饮食和身心健康

与其说这本书是“生逢其时”，更贴切的描述恐怕是“应运而生”。本书触及了两个在近几十年来随着社会发展越来越严重的问题：一个是“情绪”，另一个是“饮食”。所谓：“何以解忧？唯有杜康。”

先谈谈“饮食”。食物过量危害健康的问题在30年前的中国或者60年前的美国恐怕还很少有人面对，但在今天几乎已经成为“公害”。当今世界是个物质丰盈的世界，对大多数人，包括正在阅读本书的你而言，食物是味美价廉的，而且随着移动互联网的普及，食物也变得随时随地唾手可得，是诱惑，更是威胁。

今天，几乎对所有经济发达的国家来说，健康都是一大问题，中国也难以幸免。很多西方国家的医生、营养学家和社会学家都在慨叹：当面对西方的肥胖和相关致死疾病以及巨大的健康开支时，能给出的最有效的常识性建议是：“亚洲饮食”。但是我们回头一看，便惊讶地发现，亚洲人自己现在吃的也不是“亚洲饮食”，而改成“欧美饮食”了。于是，亚洲国家在现代化的过程中，也迅速地在过量饮食导致的相关疾病领域

“紧追不舍”，如今已经能在肥胖症、糖尿病和心血管疾病方面跟欧美相提并论了。其实，营养专家所谓的“亚洲饮食”，也就是以五谷杂粮和生鲜蔬菜水果为主、以肉蛋奶等优质蛋白为辅，在日常家庭烹饪和聚餐中很少有人工化学合成食品和添加剂的饮食。所以，多数真正营养专家给出的建议，主要是针对饮食的内容，也就是吃什么，如果大家能做到，当然极好。

“吃什么”固然是非常重要的一个面向，但是还有另外一个至少同等重要的面向，就是“怎么吃”。意大利菜和法国菜在美国极为流行，从营养学的角度来讲，这两个菜系其实并不健康，因为其中都有精致面粉，即高热量、低营养的碳水化合物，以及黄油，即高热量的饱和脂肪酸，而且这两国的食客爱喝果汁、吃甜点。这种组合本来应该是“健康杀手”才对，但是有个很奇怪的现象，就是美国人口的超重比例之高世人皆知，而意大利和法国民众却健康许多。同样的菜系配方，吃出来的结果却完全不一样，其实背后的关键在于第二个要领：怎么吃。

美国人的饮食风格是大快朵颐、速战速决，毕竟吃完了还要忙着去挣钱呢。所以，其实他们在吃的时候也算心不在焉，只有最强烈的味道、超级大的分量才能给他们带来一些快感和满足。所以你会看到 24.9 美元两斤的牛排，3.99 美元一块的大号芝士蛋糕。大家狼吞虎咽，然后一走了之。一顿饭很快就吃完了，在你感受到食物是什么具体味道之前，上千卡热量已经下肚，然后志得意满地接着忙去了。

欧洲人却不太一样：细嚼慢咽、边吃边聊，一顿午饭加上咖啡，能聊上两个小时。所有的食物分量都很小，盘子和勺子更小，虽然价格并不便宜。每道菜都要一点一点慢慢品，咖啡也是一口一口慢慢喝，仿佛生怕错过了某一口食物的味道、某一句聊天的感觉。于是，同样的菜谱，不同的方式，就会造就不同的饮食体验：前者量大价低、直截了当；后者却是食不厌精，脍不厌细。

这本书，更多的是谈怎么去吃。答案也比较简单，正念地吃，而不是杂念地吃。带来享受和美味的，更多的是吃的过程和心态；带来肥肉和疾病的，反而是吃的内容和分量。作者想要介绍的其实就是一种实际操作的生活态度：正念地去品味食物，品味情绪，乃至品味人生。是把食物的热量留在身体里，还是把美味留在记忆里，是一种选择。

再来谈谈“情绪”。这本书针对的问题叫作“情绪化饮食”，这是由“试图用饮食来面对情绪”的想法和做法而带来的问题。何故如此？纵观历史，我们似乎刚刚进入一个“情绪时代”。在这个时代，情绪被认为是私密的，是只存在于我们内心的一种感受；同时情绪也被认为是重要的，是需要我们去处理或解决的某种问题，甚至有些情绪被贴上了“消极”的标签，让大家避之唯恐不及。物质丰盈、娱乐满满的新社会似乎给了今天的人们一种全新的期待，甚至是信念：我们的理想状态应该一直或者大多数时候都是高高兴兴的，而且这也是我们生活的主要目标。于是在今天，如果我们情绪上有了不快，自然就想去“解决掉”。我们太习惯于物理世界中的思维方式，发现一个问题，就去分析原因，然后把原因驱除，问题也就解决了，一切就如同到 4S 店修车保养一样简单直接，而且可以让人代劳。

在心理世界，当我们想用同样的逻辑去应对情绪时，会发现情况就好像“粉色的大象”——欲盖弥彰，欲罢不能。因为不开心，吃了个冰激凌，在吃的时候感到畅快淋漓、忘乎所以，但是吃过之后，不仅原来的不开心依然阴魂不散，又增加了吃垃圾食品的负罪感、对发胖或者生病的恐惧感，以及解决问题失败的无力感……于是得过且过，再来一个巧克力，余下的明天再说。

其实我们不仅会有“情绪化饮食”，还会有“情绪化愤怒”“情绪化运动”“情绪化追剧”……有太多事情被我们认为可以用来解决情绪问题，实际上却是饮鸩止渴。那么出路何在？本书给出的回答就是：不去处理情绪，而是看着情绪，看看它能对你做什么。于是发现，其实情绪就是情绪而已，它没有那么重要，也没有那么强大。带着情绪，我们其实还可以继续做重要的事情，不去理它，它反而会逐渐消失。这种“观其所是，但不为所动”的态度，就是接纳，而“带着情绪该干吗干吗”，就是正念。所以这本书所讲的核心技巧，就是不用饮食来应对情绪，而是用正念来接纳情绪。就这么简单。

那么，可能有人会问："如果真的这么简单，那费那么大力气写本书干吗？你说的我都明白了，还用看这本书吗？"因为正念，或者说临床心理学中面对的一切问题，都是知易行难的过程性问题。抑郁症患者不是不知道自己需要更振作，焦虑症患者也不是不理解自己应该更放松，但当你真正身处其中的时候，一切"应该"都会被抛到九霄云外，你会难以自拔、身不由己。这时，就需要看到一些更实际的工具，以及这些工具是如何被运用的例子，在其中看到自己的影子，再在自己身上尝试。

本书作者是经验丰富的临床心理学家，书中选择的案例都非常贴近生活实际，提供的工具操作性也很强，这大概就是帮助大家把"正念"落地的很好方式，不仅适合从事心理咨询和辅导的专业人员阅读，对普通人也颇有借鉴价值。面对当今丰富的食物、激烈的竞争、不断与他人比较的自我，我们多多少少都会受情绪的影响，而且多多少少都会面对食欲和健康这对悖论。这本书，可能是让我们防患于未然、绕开这个悖论的第一步。

最后，也想分享一点儿我自己关于"正念"的经验感受。这是本书面对情绪化饮食最强有力的"武器"，也是当今心理学炙手可热、广受欢迎的一个领域。首先，"mindfulness"这个概念在欧美的心理学领域实际上有两个分支。一个分支被称为"专念"，讲的是充满好奇而专心致志地主动致力于某个过程。《专念》(*Mindfulness*)①一书的作者，哈佛大学心理学教授埃伦·兰格(Ellen J. Langer)在书中说："专念这个概念，实际上是想让那些不愿意去冥想内观的人也能专注于当下，充满好奇地去关注一件事。"这里的关键词，就是"专注"和"好奇"：不去评判臆断或者先入为

① 积极心理学奠基人之一、哈佛大学著名心理学家埃伦·兰格在她的成名作《专念》中对"专念"这一概念进行了详尽阐释，改变了无数人思考与感觉的模式。本书中文简体字版已由湛庐文化策划、浙江人民出版社出版。——编者注

主，而是充满好奇地去观察事情的过程本身，每一个变化，每一个不同，每一种可能性。

另一个分支就是更多人知道的“正念”，也就是需要通过冥想内观来不断提升的那种“观其所是、泰然处之”的宁静。个人认为，专念更倾向于立竿见影的行为操作，认为调整一下做法就能够立刻发现生活的另一个面貌；正念更倾向于循序渐进的个人提升过程，要随着时间的延续渐入佳境，体会到心智修炼的强大力量。这两者不仅不矛盾，而且相得益彰。

几乎所有与正念相关的课程都会让大家做一个“吃葡萄干”的练习，每人一粒葡萄干，注意，是一粒而不是一把，先用眼睛细细地看它的纹理、形状、光泽，再用手感受它的质地、重量、硬度，然后用鼻子去闻它的气味，之后放入口中，用舌头的不同位置接触，慢慢地注意各种味道的层次，最后逐渐咀嚼咽下。一粒葡萄干需要5分钟才能吃进去，比较一下把一大把葡萄干塞到嘴里囫囵吞下的感觉，有多么不一样，但是很多人都反馈说：“这个时候才明白葡萄干的味道是怎样的”或者“原来葡萄干的皮有点发苦”。

说“专念”也行，说“正念”也可，就是专心致志放空一切的纯粹：吃葡萄干就是吃葡萄干，不是为了充饥解馋，也不是想要缓解情绪，就是吃个葡萄干而已。如果我们像这样去吃一顿饭，就会摄入更少卡路里，品尝到更多美味；如果我们像这样去生活，可能会有更少情绪干扰，获得更充实的人生。

每读一本好书，就开启了一种新的可能。

有哪些工具可以助你关注情绪?

扫码获取“湛庐阅读”APP,
搜索“驾驭情绪的力量”，获取彩蛋!

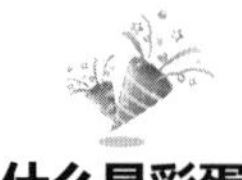

什么是彩蛋

彩蛋是湛庐图书策划人为你准备的更多惊喜，一般包括①测试题及答案 ② 参考文献及注释 ③ 延伸阅读、相关视频等，记得“扫一扫”领取。

吃与情绪

在过去 20 多年里，行为疗法的第三次浪潮引发了有实证支持的全新疗法的出现，例如辩证行为疗法（DBT）、接纳承诺疗法（ACT），以及基于正念的认知疗法（MBCT）。这些心理治疗方法都是在之前方法的基础之上扩展而来的。第二次浪潮中出现的疗法，如认知行为疗法，就是在第一次浪潮中出现的行为疗法的基础上，增加了对认知所扮演角色的关注；第三次浪潮中的疗法在此基础上又增加了元认知的成分，即一种对思维本身的觉察。这些疗法强化了正念或者说是不加评判地觉察当下的体验能力的发展。

在《驾驭情绪的力量》这本书中，珍妮弗·泰兹博士清晰明了地介绍了这些最新发展出的疗法的核心概念和基本原则，并且包含了针对进食障碍特定群体的一些改善方法。同时，她还提供了一些源于这些疗法的非常实用、通俗易懂的练习，让那些受到情绪化饮食困扰的人可以轻松地从中获益。这可能也会促使人们下定决心寻找当地训练有素的从业者开始自己的治疗，尤其是对那些被饮食紊乱问题严重困扰的人来说是非常重要的。其他人也可能会把这本书分享给自己的咨询师，跟他们一起来做书中提供的练习。

作为一名临床治疗研究者和一个用辩证行为疗法治疗暴食症和进食障碍的专业人士，我非常感谢泰兹博士为临床界带来了这样一本简便实用、可读性极强的好书。这让治疗师和来访者都能对进食障碍治疗领域新近出现的很多难以解释的概念，有了更深入的理解。

那些受到情绪化饮食困扰的人，或是治疗这些失调障碍的临床治疗师将会发现，本书最有用的地方就是：它可以作为一本通俗易懂的指南，其中包含了辩证行为疗法、接纳承诺疗法以及基于正念的认知疗法。举例来说，泰兹博士不仅用非常易于理解的方式解释了很多疾病的概念，同时也增加了很多个人的趣闻轶事，例如她分享了自己在玛莎·莱恩汉（Marsha Linehan）博士指导的5日冥想内观营里的亲身体验，跟莱恩汉博士的短暂交谈让她对正念的理解产生了巨大转变。此外，泰兹博士在书中引证了大量文献，向读者介绍了很多新近的精彩研究，这些都与支持行为疗法第三次浪潮中出现的理论假设相关。她还利用自己跟诸多受进食障碍困扰的病患一同工作的丰富临床经验，给读者带来了很多切合实际、非常有效的练习。

简而言之，我对泰兹博士的这本书非常着迷。如果你也关心进食障碍的治疗，并希望看到文风严谨清晰、支持实证临床治疗研究和应用的相关文献，我相信这本书会让你大有收获。

德布拉·塞弗（Debra L. Safer）

《辩证行为疗法治疗暴食和贪食症》作者

斯坦福大学成人饮食和体重失调课程联合总监

斯坦福大学医学院精神病学和行为科学系助理教授

目 录 End Emotional Eating

End Emotional Eating

End Emotional Eating

控制和回避感受不仅是无效的，而且还十分有害。相反，接纳才是唯一应对痛苦和不幸，让你全然体验生活的方法。

End Emotional Eating

当你专心致志正念饮食的时候，会通过每一口食物、每一次咀嚼来关注自己的食物，同时也会体验到更多享受和满足。

第二部分 7步终结情绪化饮食

跳出思维陷阱
你以为你以为的就是你以为的吗 / 147

End Emotional Eating

有时你会发现自己在作茧自缚，陷入了一种低效而痛苦的心理陷阱之中，但自我解放的能力其实早就存在于你身上了。

思维的弊端
常见的思维陷阱
试图控制思维的误区
接纳思维

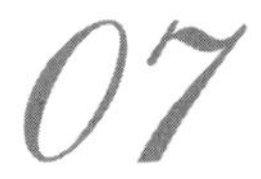

练习痛苦耐受
不在情绪糟糕时做决定 / 163

End Emotional Eating

我们都会面临选择，是从容接纳现实和情绪，还是试图逃避感受。对情绪不予接纳并冲动行事，只会让我们感觉越来越差。

糟糕的情绪导致糟糕的决定
从容面对痛苦
练习痛苦耐受

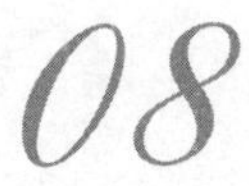

棉花糖与正念

棉花糖能告诉我们关于正念的哪些方面呢？能否带给你一种让你在生活中更游刃有余的洞察力呢？在斯坦福大学进行的一项经典研究中，学校用于教研的必应幼儿园（Bing Nursery School）里有一群 4 岁大的孩子，他们每个人都被分派了一块棉花糖，同时被告知，他们可以选择立刻吃掉这块棉花糖，或者稍等片刻。如果谁能面对棉花糖而忍住不吃，等 15 分钟后，实验人员会再次返回房间，没有吃掉棉花糖的孩子就能得到两块棉花糖。

沃尔特·米歇尔（Walter Mischel）[①] 是一位研究延迟满足的心理学家，他自己有 3 个女儿都在必应幼儿园上学，这 3 个女儿跟她们的同学都参与了这个著名的实验。在之后的很多年里，米歇尔都可以向女儿询问她们那些同学的事

① 沃尔特·米歇尔是棉花糖实验设计者、自控力之父，他的唯一著作《棉花糖实验》详细阐述了实验的来龙去脉，该书中文简体字版已由湛庐文化策划、北京联合出版公司出版。——编者注

情，并借此了解，那些孩子在学龄前的延迟满足能力跟之后在青春期的表现之间的相关性。

米歇尔和同事在后来更为正式的研究中，对最初参与测试的孩子进行了追踪，考察了这些孩子长大成人的过程。结果发现，那些把眼前的棉花糖立刻吃掉的孩子更有可能在言行举止、人际交往和注意力方面出现问题；相反，那些能够做到延迟满足的孩子在长大后 SAT 成绩[①]更好，而且能更加有效地应对压力。这项研究触及了一个问题，即自控力到底是不是一种可习得的能力。

说到头来，意志力与其说是一种品质，不如说是一种技艺。米歇尔解释说，意志力是一种有策略、有目的地引导我们注意力的能力。举例来说，教会孩子假装棉花糖只是一张图片，就能把低延迟满足的孩子转变成高延迟满足。对棉花糖痴迷不已、紧盯不放会产生强烈的诱惑，而把注意力转移到其他东西或想法上，比如把棉花糖盖住，或者唱一首《芝麻街》（*Sesame Street*）里的歌，都会让孩子更有能力去等待。

在这本书里，你将学会用某种特定的关注方式与诱惑共处，你会变得有能力培养自己的良好习惯。通过改变自己在一个给定时间里的参与方式，你会增进自己抗拒对食物的迷恋的能力，继而转向更明智的饮食和生活方式，让自己受益良多。

我真诚地感谢每一位有勇气选择这本书的读者。探索处理情感和饮食习惯的新方式绝对需要很大的勇气。在短期内，避免挑战自己的习惯可能会让我们觉得更轻松，尽管我们也心知肚明，逃避会让事情变得更糟。你可能也尝试过

① 美国学术能力评估测试，相当于中国的高考。——译者注

种种解决办法，挑战从未停止，现在通过阅读这本书，外加勤奋练习，你将会尝试一种全新的方法。

如果你想过一种充实而快乐的生活，但是由于自己跟饮食的不健康关系而饱受困扰，我希望这本书能给你带来自由。饮食本就是生活的一部分，而这本书就是关于一种全新的、更有意义且视野更宽广的生活方式。跟其他成百上千本书有所不同，这本书不会告诉你要吃什么、何时吃、如何吃或是吃多少。相反，你会练习用全然接触当下时刻的方式来生活，从自己的感受中学习，更有技巧地应对苦恼，并培养对自己的同情。这些练习会为你建立起一个强有力的基础，让你做出更好的选择，去面对自己喜爱的、能够给你带来享受和健康的食物。

本书为谁而写

我们每天都要面对食物，这是一个生命的事实：食物能给身体带来营养，给头脑提供精力。然而，我们之中的大多数人都曾有这样的体验：那些能让我们保持体力和精力的食物也会酿成祸患，引发羞愧和焦虑的情绪。也许你曾发现自己在并不感到饥饿的时候吃东西，这可能就是一种用饮食来应对情绪的反应。

情绪化饮食，是指一个人并非因生理上的饥饿需要，而是因情绪上的原因去进食的行为，可能是为了驱除无聊感，或是想在短期内为自己提供一种舒适满足的感觉。然而，当我们开始依靠食物应对负面的情绪时，这种做法就可能干扰我们形成用更健康的方式应对情绪并从中学习的能力，如此逃避下去，我们就无法发现自己真正的潜能。

不仅如此，这种对待食物的方式实际上还可能让我们感觉更糟糕，不论是情绪上还是生理上。如果你曾经在什么时候有过这样的感觉，就是在感到乏味、焦虑、孤独、开心或者悲伤的时候，因为这些情绪而大吃大喝，那本书会帮助你增加对自己所体验的情绪的觉察能力，而不需要依靠饮食来应对这些情绪。过段时间后，当食物和短期情绪抚慰之间的关联逐渐变弱时，你就会逐渐培养起自己更健康、更持久的应对情绪的方法。这也会让你用最为营养、滋润和令人满足的方式来品味食物的滋味。

这本书可以跟传统意义上的减肥方法或书籍一起使用。然而，它并不是一本指导节食减肥的书，甚至不是专门为想减肥的读者而写的。实际上，它是一本讨论心理学上有关饮食和对食物的渴望的书，这些方面很少被一般的减肥书籍提及。

在第 1 章，我们将会讨论进食障碍，如果你有这方面的问题，本书也并非综合治疗的替代物。但是，一旦你开始跟专业人员一起进行治疗，这本书就可能会对你的治疗起到一定的补充作用。不论你是否被自己的体重所困扰、过度贪恋食物，或者对自己的体形过分苛求，本书都会帮助你从更宽广的视角，更深入地看待自己的生活。

本书会给你介绍来自心理学领域临床和实证研究最新开发的工具，帮助你用更为活在当下的方式管理自己的情绪。如果你对情绪感到害怕或者不适，并发现自己在压抑它们，这本书会帮你习得很多实践技能，助你更好地驾驭自己的情绪。归根结底，生活本身就是由情绪组成的，我们无处可逃。

正念与接纳

现在，让我们一探本书最为重要的概念：正念与接纳。正念描述了一种聚焦于当下时刻、灵活且不带有评判的觉察。正念是要让我们体验自己所在当下的真实，而不是生活在由自己的抽象概念构成的过去或未来的思维里。接纳，是一种心甘情愿去体验思维和感受的态度，即便是那些令人不适的思维和感受。这并不意味着要认可那些我们不愿去体验的经历，或者鲁莽地冲击那些让人不愉快的体验。当我们练习正念的时候，就意味着我们对自己人生的真实处境坦然承认，并为自己内在世界的流动提供了充足空间，而不去无谓地尝试防御或者逃避。在后续章节里，我们会用很多时间展开这些概念。

越来越多的研究都在证实，这些原则比其他你能尝试或已经尝试过的任何方法都更能改变你跟负面情绪之间的关系。顺便说一句，很多人都以为接纳是改变的对立面，事实上绝非如此。如同你接下来将要看到的，接纳讲的是一种姿态，轻柔而优雅地前行、陪伴和改变。

当你听到“正念”和“接纳”这两个词时会想到什么？有人会认为这些观念太过简单朴素，对于复杂而重要的问题没什么帮助，还有人认为这些概念“太新潮”或是“跟我没关系”。我希望大家在任何评判升起的时刻都能注意到自己心中的欢喜、厌恶或不偏不倚的中立，并轻松地抱持着它们，不要轻易地陷入或拒绝任何东西，直到你去体验和品味这些不一样的生活姿态。

使用本书的策略

本书要探索的很多概念都源于科学研究支持的治疗方法，接下来我会逐一简单讨论一下。我并不想让大家在面对太多名词缩略语时感到不知所措，我的主要意图是让大家知道这本书的理论基础和基本概念并不是无中生有或道听途说来的，也不仅是源自我的个人观点。这些方法都被认为是认知行为疗法中的最新发现，而且已经在针对很多问题的随机对照治疗实验中被证实有效。我在这本书中给大家呈现的概念和实践源于三个主要的治疗模型。

辩证行为疗法

华盛顿大学教授玛莎·莱恩汉开发了辩证行为疗法，用于教授人们如何管理和面对压倒性的强烈情绪。她注意到，强迫人们改变远不如教授人们同时做到接纳和改变有效。这个疗法综合了她多年来从事行为治疗的临床经验，以及学习禅宗的体验。

有些人的情绪体验比其他人更为深刻。如果你从未学过如何接纳或者关注自己的情绪，你可能也会体验到更为强烈的情绪。辩证行为疗法已经在全世界教授了数以千计的人：接纳情绪对情绪的调节很有帮助。如果你发现自己的情绪工作起来就像电灯开关那样只有“开启”和“关闭”两个状态的话，辩证行为疗法可以帮你学会缓和自己的感受，就像在房间里可以调整灯光的明暗程度那样，比仅是开或者关要更好。简而言之，辩证行为疗法会教给你下面这些技巧。

- **正念：**辩证行为疗法的一个核心技巧，包含了安住当下和不带评判的思考，从而体验自由和全然参与的生活。
- **情绪调节：**这个技巧包含学习情绪本身的功能，以及提升你自身描述、改变和应对各种情绪的能力，而不是被情绪控制。
- **容忍苦恼：**这是一种在不把问题搞得更糟的情况下管理危机的方法。
- **人际有效性：**人际有效性能让你关注自己的需求，并改善自己与他人的关系。

最初，辩证行为疗法被创造出来是为了帮助那些面对情绪痛苦、有自我伤害和自杀倾向的人的。很多世界知名的精神病医院都开始对病人使用辩证行为疗法。把辩证行为疗法跟其他被认可的疗法进行比较的实证研究发现，这个疗法对于在负面情绪中挣扎、自我伤害以及患有暴食症、贪食症和抑郁症的人都很有效果。辩证行为疗法也被用于婚姻家庭问题的处理中。临床实践中，我会在合适的时机把辩证行为疗法中的一些要素教给病人，甚至包括那些在应对情绪上没有明显困难，但想要更有效地过自己想过的生活的人，他们无一不认为辩证行为疗法中的技巧让他们获益良多。

接纳承诺疗法

接纳承诺疗法是由内华达大学的教授斯蒂芬·海斯（Steven Hayes）和他的同事柯克·斯特罗萨尔（Kirk Strosahl）以及凯利·威尔逊（Kelly Wilson）一起创建的疗法。接纳承诺疗法教授人们提升自己的心理灵活性，放弃原有的僵化模式，构建自己能够选择的人生，而不是回避自己的感受或是与其进行斗争。

接纳承诺疗法致力于让人在消极情绪产生的时候去体验它，并面对那些对自己来说重要的事情。包括思维和感受在内，很多我们并不希望其存在的体验并不能被我们控制，然而你仍然可以承诺做出符合自己价值观的行动。跟辩证行为疗法类似，也有大量关于接纳承诺疗法的研究发现，它在治疗一系列广泛的心理问题时有着非常好的效果。最近，接纳承诺疗法越来越多地被应用在关于体形和饮食的领域中。

基于正念的认知疗法

基于正念的认知疗法是多伦多大学的津德尔·西格尔（Zindel Segal）和他

的同事马克·威廉姆斯（Mark Williams）、约翰·蒂斯代尔（John Teasdale）一起创建的。这一疗法受到了来自乔恩·卡巴金（Jon Kabat-Zinn）的正念减压疗法（MBSR）的极大影响，它教给人们通过练习正念来避免进入重复的烦恼思维死循环中，尤其是那些受抑郁症困扰的人。在完成基于正念的认知疗法的治疗后，参与者们再次陷入抑郁状态的可能性大大降低。因此，可以把正念视为一种能通过精神练习而自行创造的药物。

那些受情绪和饮食困扰的人往往有一种倾向，就是卡在让你产生并加剧苦恼感受的痛苦思维循环中难以自拔。很多为自己的饮食问题而担忧的人都会在痴迷于饮食、体形和无所顾忌地大吃大喝之间摇摆不定。由于正念可以促使人以一种能驱除扭曲思维和痛苦感受的方式与情绪共处，因而对与情绪和饮食相关的问题大有帮助。

在这本书里,我会把这三种不同风格疗法的哲学基础和实践练习融于一体，教你用培养智慧和同情的方式结束情绪化饮食。

作者信息

我先前住在洛杉矶，后来搬到纽约居住了很多年。从小时候起我就观察到，社会文化对体重和体形的重视程度达到了吹毛求疵的地步。这是我的切身感受：我的同学在三年级时就尝试了一种卷心菜节食食谱。有太多强调要“停止消极感受，始终感觉良好”的观念自始至终地围绕着我，我们似乎生活在一种“天天都在过生日，时时都有蛋糕吃”的文化中，然而每个人都有一些脆弱的思维和想法。跟其他很多人一样，我也很熟悉那种感到自己有很多缺点和瑕疵的感受，并尝试着去隐藏这些感受，虽然多数时候并不成功。

在成年之后的生活中，我学会了正念和接纳的技巧，发现这些技巧对于调节情绪的幅度和强度有很大的作用，比如对自己身体的不满、焦虑或羞耻。我第一次体会到现在被大家称作“正念”和“接纳”的感受，是在年轻时练习瑜伽的情境里。后来在我学习心理学时，又在科学的情境里继续理解着这些时刻。

在早期接受训练的经验里，我跟很多来访者用许多不同的治疗方法一起尝试，其中包括那些监狱中失去自由的人。最开始，我感觉工作中要面对的这些悲观情绪快把自己也搞生病了，对我来说，面对某些阴暗的未来预期实在令人难以忍受。我更喜欢大家怀着希望全心全意坐在一起的样子，尤其是从其他专家都认为毫无希望的地方找到光明。根植于悲天悯人之心的接纳和正念，恰恰符合了我的个人价值观和强烈的乐观精神。

我花了很多时间研习辩证行为疗法，接受了很多相关训练，并在耶鲁大学医学院进行了一段时间的研究，之后开始主管美国认知治疗研究所（AICT）的辩证行为疗法项目。最近，我开始在学习和治疗中运用接纳承诺疗法和基于正念的认知疗法。我对这两种治疗方法充满热情，因为我见证了它们的神奇功效，包括在那些被认为一切办法都无效的人身上。

我见过很多被严重的情绪问题困扰的病人，包括焦虑症和抑郁症患者，他们都同时受困于饮食问题。其中很多人面对食物的时候非常纠结和痛苦，这让我感到心痛。尽管我们不可能离开食物而生存，但过多或过少的饮食都可能是致命的。我认识很多因饮食问题而不能自已，最终止步不前的人，也看到了这些问题是怎样让他们不能尽情享受生命的。我们的确可以长时间地等待环境发生变化，自暴自弃错失成长的机会，并任由感觉变得越来越差，饮食越来越成问题。但或许，我们也可以利用这些新的工具帮助自己勇往直前。

这本书将会讲什么

这本书介绍了接纳和承诺的概念。我会为大家展示一些工具，对这些概念加以应用，借此管理自己的情绪、饮食和应对欲望的方法。在稍后一些章节里，我会把话题从情绪和饮食的管理上，拓展到构建生命中重要的事情、建立对自我的同情以及发现人生的意义上来。

在接下来的内容里，你会发现很多有用的资料，还有很多不同的选择。每个人都是独一无二的，因此你要去发现能跟自己产生共鸣的工具和体验。但是，只有在你不仅是去阅读，而是亲身实践这些工具的时候，它们才会真正发挥作用。或许找一个记录本会有很大帮助：写点笔记，回答那些让人心神不宁的问题，并记录下自己做练习的情况和观察到的细节。

在很多年里，我一直认为，正念是个很好的东西，但是只要偶尔练习就行了。后来我发现，一分耕耘、一分收获，投入和产出是成正比的。随后，我便建立起反复练习正念的习惯，并因此获得了比之前要多得多的回报。我还注意到，定期、规律而持续不断的练习要比一次性的突击练习更加有效。换句话说，每天用正念的方式吃一顿饭，或者每天花 10 分钟去接纳工作中困难的感受，要比每周一次正念打坐 3 小时帮助更大。

在你持续练习正念和接纳的时候，请关注自己的体验。给自己设定练习的定额或约定可能会很有帮助，比如每天用正念的方式吃一顿饭并且练习接纳特定环境下的一种情绪。做笔记，记录下这个新习惯给你带来的好处。给自己设定具体清晰、切实可行的步骤，一步步做往往会事半功倍。如果你需要有个善意的提醒，可以寻找一个愿意跟你一起持续相互分享正念观察的朋友。另一个能够帮你坚持不懈达成目标的好助手就是 stickK.com，这个网站可以让你创建自己的行为承诺，还会告诉你如果这个承诺不能实现，将会发生什么。

我发现另一件很有用的事，就是时时提醒自己别说什么“试试看”：要么直接去做，要么干脆别干。我希望通过这本书，更重要的是通过你自己亲身实践正念和接纳所带来的体验，能让你在未来生活得更为愉悦，更富同情心，更为平和，并能让你全然、耐心地尽情享受生命中的“棉花糖”。

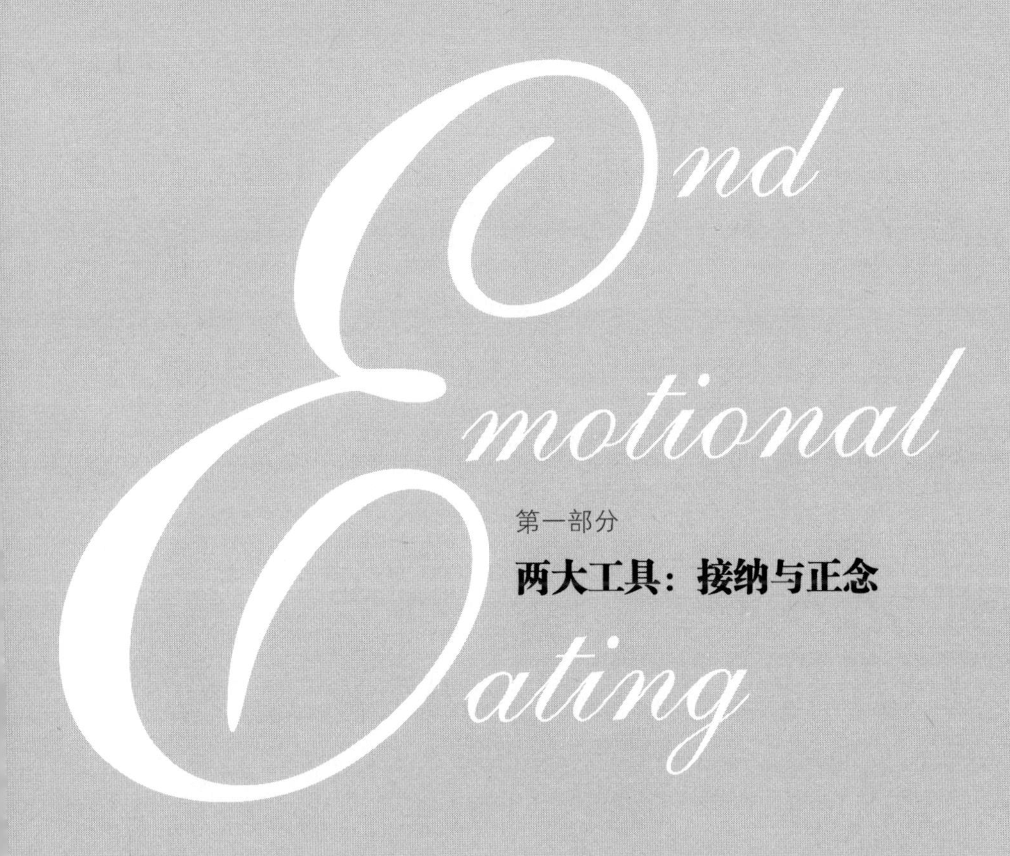

第一部分

两大工具：接纳与正念

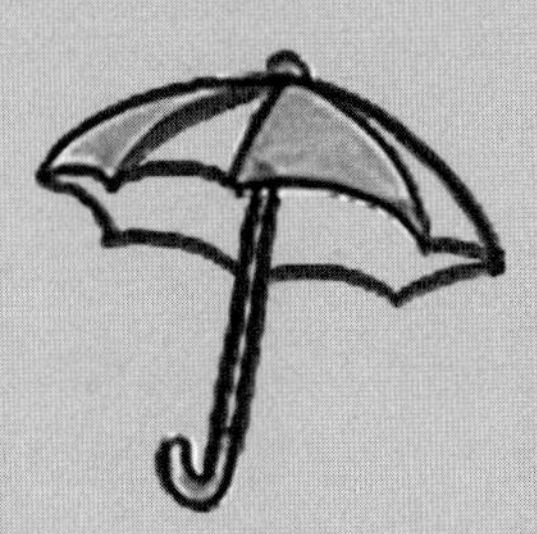

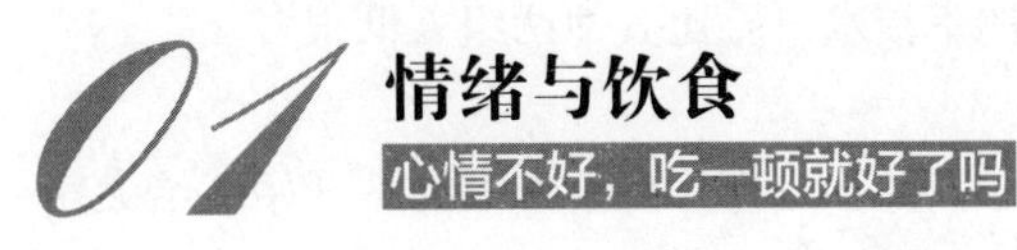

End Emotional Eating

人们总是沉湎于痛苦而不能自拔，宁愿安于熟悉的苦难，也不愿面对未知的恐惧。

—— 一行禅师

1978年，几位研究人类幸福感的心理学家调查了伊利诺伊州的一些六合彩中奖者，还有一些因严重事故而致残的受害者，其中有些高位截瘫患者从颈部以下完全没有知觉。一群从电话号码簿上随机挑选的人作为控制组也参与了这次调查。研究者们询问了被试对过去生活的幸福感、当前的幸福水平以及对未来幸福感的估计。另外一些提问还包括了他们对日常生活中的事有多享受，诸如看杂志或者跟朋友聊天。

你可能能猜到，心理学家们理所当然地发现，六合彩中奖者对中奖感到非常开心，而事故的受害者对自己的遭遇感到痛不欲生。但是，大大出乎意料的是，当研究者把六合彩中奖者跟随机选择的控制组中的一般人进行比较时，不论是访谈进行当下的幸福感，还是他们对未来幸福感的预期，研究者都没有发现任何差异。在获得奖金欣喜若狂的时刻过去之后，六合彩中奖者并不比没中过六合彩的普通人活得更快乐。更有意思的是，中奖者对日常生活中的事所感到的幸福水平要比其他两组人低很多。

我并不是打算在这本书的一开始就给大家一个当头棒喝，而是想问这么一个问题：我们真的知道什么能给我们带来幸福吗？我们有可能想着："如果有辆新跑车，或者买个度假别墅，或者来一块芝士蛋糕，我就会觉得飘飘欲仙了！"但是研究所显示的并不是这么回事。如果我们停下来冷静一下，回想自己的人生体验，也会发现事实的确如此。蒂莫西·威尔逊（Timothy Wilson）和丹尼尔·吉尔伯特（Daniel Gilbert）解释道："人们对于未来的事情能带来多少快乐和痛苦的预期常常很不靠谱，结果就是，很多时候他们费尽心机却事与愿违。"可是我们如何才能知道应该去要什么呢？我们常常会根据自己的情感预期，也就是对自己未来情绪的预测来做出决策，但普遍而言，人们并不擅长对未来情绪反应的强度做出预测。我们对自己将来会产生的积极或者消极情绪的估计，可能会与实际情况相去甚远。

我们不仅经常在预测未来会体验到多少快乐上犯错误，而且常常对自己将来可能经历的痛苦做出过度估计。你是不是曾有这样的念头："这个是我经受不起的。"但是后来当你真正面对困难的时候，做得却比当初想象要好得多。在我们决定要如何应对负面情绪，或者预估自己能从大吃大喝里得到多少快乐时，这些决策往往都是基于我们对自己未来感受[①]的预测而做出的，但是这些预测的准确度却并不乐观。接下来，我们就一起来重新审视一下我们对情绪的坏处和吃喝的好处所怀的信念，并试着用灵活和富有情感的方式来面对这些信念，不做评判、不怀恐惧，看看它们的庐山真面目。

---

① 在本书中，feeling 被译为"感受"，指的是整体的身心状态，比如"我感觉很糟糕""我感觉没有被重视"；emotion 被译为"情绪"，指的是主观的心理情绪状态，比如"愤怒""惊恐""开心"；而 sensation 被译为"感觉"或者"身体感受"，指的是具体的躯体感觉，比如"全身紧绷""恶心"或"放松"。——译者注

什么是情绪化饮食

大多数人对自己什么时候应该吃东西和应该吃多少东西都有普遍的常识，这方面的信息可以说是汗牛充栋。然而我们常常说一套做一套，做不到知行合一。我们可能掌握了一些事实，但自己的决策总是包含着情感的成分。很多在负面情绪中挣扎的人同时也有饮食上的问题。对于饮食被情绪所影响的问题，我们常常用“情绪化饮食”这个流行词汇来表述，其中有褒义也有贬义。情绪感受可能会影响你饮食的方方面面，包括你吃东西的意愿、选择的食物，还有进食的场所、伙伴和速度。大多数过量饮食实际上是由情绪而非生理上的饥饿感所引发的。那些跟肥胖艰苦斗争的人往往会在情绪上来的时候大吃大喝，但是有情绪了就去吃东西的人未必都会超重，任何体形的人都有可能为了求得心中片刻的解脱而用美味堵住自己的嘴，或者沉迷于减肥和塑形。

下面是一些情绪化饮食的可能表现。

- 在身体并未感到饥饿或是已经吃饱了的时候吃零食。
- 对某种特定的食物感到热切的渴望。
- 在吃了足量的健康食物之后仍然不感到满足。
- 在嘴巴塞满的时候还在急迫地囤积食物。
- 在进食的时候感受到情绪放松。
- 在经历压力事件的过程中或者之后吃东西。
- 对食物感觉麻木不仁。
- 独自进食以躲避他人的目光。

因情绪原因而进食的人往往是为了舒缓自己的情绪，或是希望在面对困难的时候体验到片刻轻松。有人说自己在压力面前的应对方法之一就是去吃某种特定的放松食品。情绪化饮食跟不足感有关，有时候是情绪来得太激烈，让我们觉得必须立刻逃到美味的世界里；有时候则是我们觉得除了大嚼一番之外，没有其他的办法。

回想一下我们的亲身体验吧。你在吃东西的时候可曾感到真正的或者持久的轻松？抑或最多只是感到片刻轻松或者一点点缓解？正如我们会强迫性地看电视、喝酒或者购物一样，可能有时候我们也希望能够在吃喝中暂时逃脱片刻。在后面的几个章节中，我会给大家介绍一些更有效的压力应对方式。倘若你在本章学会如何更好地理解情绪，就不会对它如此厌恶，或者被自己的感受压得喘不过气来了。

了解进食障碍

尽管在进食障碍中会出现情绪化饮食，然而情绪化饮食本身并不是一种特殊的进食障碍。跟情绪化饮食有关系的是暴饮暴食、肥胖和神经性贪食。你可能有进食障碍，也可能没有，但是我会常常提及进食障碍，以此来阐释情绪是以怎样的方式影响进食障碍行为的。首先，我必须简单澄清一下进食障碍在《精神障碍诊断与统计手册（第四版）》（*DSM-IV-TR*）中的几个不同类别和定义。[①]

神经性厌食包括对自身外形和体重过度苛刻的评估。患有神经性厌食的人认为自己的自我价值高度取决于自己的体形。患有这种障碍的人体重都异乎寻常地轻，低于正常人体重的 85%。女性只有在因为自我饮食限制的程度严重到了月经周期紊乱或者停经的时候，才符合神经性厌食的诊断标准。

神经性贪食患者也有相似的过度评估自身外形和体重，并对自己的身体进行严苛控制的症状。患有神经性贪食的人会反复地暴饮暴食，或者进食非常大

① *DSM* 是美国精神卫生行业对病患做出精神障碍诊断的基本依据。——译者注

量的食物，并感觉对自己失去了控制。除了暴饮暴食，神经性贪食患者还会做出一些相应的补偿行为，或者试图通过限制饮食、呕吐、过度锻炼以及乱吃泻药等手段，对自己摄入大量卡路里的行为进行“赎罪”。

非典型性进食障碍是最为常见的进食障碍。这个分类，描述了一种临床严重程度尚未达到神经性厌食和神经性贪食诊断标准的进食障碍。举例来说，如果一名女性，体重在健康范围之内，却对自己的体形过度担忧，那么她就有可能患有非典型性进食障碍；如果一名男性对自己的体重过度关心，并且限制自己的饮食，但是体重并未低于正常人的 85%，那他也可以被诊断为非典型性进食障碍。

非典型性进食障碍的一个形式就是暴食障碍。暴食障碍形容的是反复地暴饮暴食且并不试图去控制体重的情况，这种障碍经常跟过度肥胖如影随形，尽管体重正常的人有时候也会出现这种情况。患有神经性厌食和神经性贪食的人绝大多数是女性，而暴食障碍患者里约有 1/3 是男性。

让我们来看看客观性暴饮暴食和主观性暴饮暴食的差异。客观性暴饮暴食指的是吃下了非常大量的食物，同时还伴随有失控的感受。暴食障碍患者可能一顿饭会摄入好几千卡路里的热量[①]。主观性暴饮暴食是指你感觉到或者认为自己吃得太多。如果你在感恩节那天放纵了一下，虽然实际上饮食数量正常，但是你感觉自己吃得太多了，就有可能是主观性暴饮暴食。区分主观和客观的暴饮暴食能够让我们避免用绝对化的术语来描述自己的行为，或者对这些行为做出非黑即白的评判。感受到或者认为自己饮食过量跟失去控制迅速摄入大量卡路里，是完全不同的两码事。

① 作为参照，一般人每餐进食几百卡路里，一个普通的健康成年人一天所需的热量在 1 500 ~ 2 500 卡路里之间。——译者注

大多数进食障碍都有一些共同的核心特征，并且有很多符合某一类进食障碍诊断标准的人，往往也会逐渐符合另外一类进食障碍的诊断标准。举例来说，一个患有神经性厌食的人可能最终也符合了神经性贪食的诊断标准。一般情况下，受到进食障碍困扰的人都过度担忧自己的外形和体重，并且花很多时间和精力来控制自己的体形。暴饮暴食现象在进食障碍中也是司空见惯的。从概念上说，这种现象合情合理。如果你认为自己的体重决定了自身价值，就很可能会限制自己的饮食，而限制饮食会使你觉得自己被剥夺了食物，很多时候反而会引发过度饮食。在节制饮食之后，人们往往会过度放纵，尽情享用自己在节食期间所渴求的食物，同时也会在情绪不佳或者感到痛苦难熬的日子里暴饮暴食。

饮食和情绪

面对压力的时候，人们有可能会狼吞虎咽，也有可能会茶饭不思。举例来说，有些人在感到压抑的时候会胃口大开，而另一些人却会食欲下降。限制饮食确实是一种管理情绪的方法，暴饮暴食同样也可能是个手段。当你感到难过的时候可能会通过沉迷于美食来舒缓身心，随后再开始严格地限制自己的饮食，以此来控制自己的体重和感受。

一些心理学家提出的理论认为，暴饮暴食和神经性贪食背后共通的深层原因，是不能有效管理自己的情绪。暴饮暴食和其他形式的饮食问题，经常被认为是当人面对负面的情绪状态时，试图去影响、改变或者控制的行为尝试。那些不知道如何管理积极或者消极情绪的人，可能会凭借暴饮暴食或者呕吐清胃的手段来管理情绪。与之类似，神经性厌食也是一种逃避情绪的尝试。患有神经性贪食的人情绪觉察能力可能会减弱，而患有神经性厌食的人也常伴随着对情绪的逃避。

情绪也有可能以一种更为微妙而不能被临床观察发现的方式影响饮食。比如，有多少人在谈恋爱分手之后会狂吞下几大盘蛋糕？在负面的情绪袭来之时享受一顿饕餮大餐无可厚非，但如果总是把食物当成处理自己感受的手段，就会给我们一个不太乐观的信号："你不知道该如何应对。"此外，一块蛋糕难道会让你的感受得到接纳或者让你看清生活中什么最重要吗？

研究发现，最能够影响暴饮暴食行为的，不是性别、食物限制或者对体形的过度担忧，反而是难以正确地识别、理解及调节情绪。当人们体验到强烈的情绪，或者不能准确识别自己的情绪究竟是什么的时候，他们可能会觉得自己无法有效应对自己的感受，继而可能会用食物来把自己的注意力从这种不舒服中转移开来。

你可能会注意到，自己一旦有任何强烈的情绪就会逃之夭夭，直接跳跃到吃吃喝喝上去，并因此渐渐失去了跟自己情绪的接触。最初你可能会觉得这个方法能让自己感到抚慰，但结果是你错失了体验这种情绪本身的滋味的机会。后面会讲到，你可以通过练习逐渐熟悉这件事。我们每个人都不可避免地要经历一些令人不适的感受，自始至终都回避这些感受会大大制约我们自由而智慧地生活的能力。一部分人在情绪上更加脆弱，他们比其他人体验到的情绪更加强烈，并且更为持久。如果你自己的情绪就比较脆弱，并且在生长环境中没有机会学习如何应对自己的感受，或者情况更糟糕，一旦表露出情绪就会遭受惩罚，你就有可能习得用食物来控制情绪的方式。这种情绪化饮食的循环如图 1-1 所示。

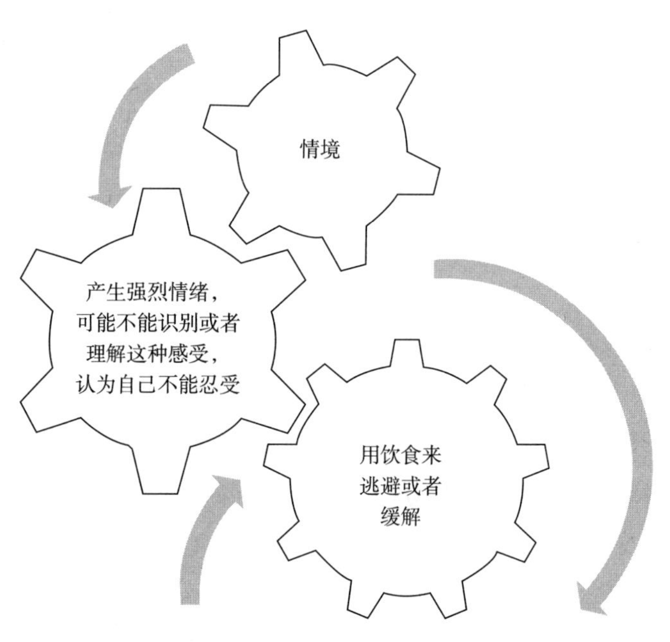

图 1-1　情绪化饮食的循环

当你体验到一种情绪然后通过饮食来回应的时候，可能会体验到更多这样的情绪，随之而来的还可能有由情绪化饮食所引发的其他种种情绪。饮食也许能暂时压制情绪，但是并不能让情绪完全消失；与之相反，它会为这些情绪体验增加更多的心理重负和卡路里。此外，如果你用饮食来应对情绪，就会常常无法感受到情绪所要传达的信息。需要引起注意的是，愤怒和悲伤这两种情绪跟情绪化饮食的关系尤为紧密，很多人在感到开心、孤独或是焦虑的时候也会有吃东西的倾向。大嚼炸鸡可能会让你感到片刻轻松，但是在情绪非常强烈的时候过度沉迷于美食，可能会让你同非常有价值的情感信息失之交臂，最终让你感到羞愧难当或者困惑不已。

食物也可能被用来增加某种情绪的强度。例如，我们可能会用食物来增强普通的快乐感受，尝试锦上添花，让快乐更上一层楼。我之前接待的一位来访者格雷西曾经在整整一年里深受抑郁症的困扰，经过认知行为疗法和药物的综合治疗，她的情绪得到了改善，并开始享受食物的美味了。她说吃东西对她来说就是重新学会感受愉悦。刚开始，格雷西喜欢品尝各式各样的红酒和奶酪，久而久之，她渐渐对红酒贪杯不倦，而且狼吞虎咽过量的奶酪，为的是让味觉盛宴带来的飘飘欲仙感能够持继不断。显然，格雷西已经误入歧途而不知返了。让她由原先的只是品尝美味，到现在变成了欲壑难填、贪得无厌。从当个奶酪专家和业余品酒师所带来的短期收益，演变成了对自己体重渐增的羞愧和焦虑。

练习：饭前饭后，体验感受 End Emotional Eating

拿出笔记本，回忆你最近一次过度饮食或者在并不饥饿的时候吃东西的情境，尽量做到不加评判地回答下面的问题。你这样做的目的只是收集信息，如果在做这个练习的时候有难过的感受，请试着关注它们，然后温和地把自己的注意力转回到这些问题上来。

1. 具体的情境是什么？你当时身处何地，跟谁在一起，发生了什么，将会发生些什么，或者刚刚发生了什么事情？
2. 现在事情已经过去一段时间了，请尽力回忆一下：那个时候出现的情绪是什么？你当时的感受是什么？
3. 那个情绪是如何影响你的饮食的？举例来说，你吃的是否比自己想要吃的更多，或者吃得更快，或者选择了自己通常不会吃的东西？
4. 现在回想一下，当时你在吃喝之后的情绪，是什么样的感受？

当你真心诚意地关注那些导致你大吃大喝的感受时，你就是在练习把自己的觉察力而非内疚感带进日常习惯里。你可以一次又一次地反复尝试这个练习，每次都尽力带着情感而非评判；这种对于关注和觉察的练习会给你带来有益的新视角，那就是考察自己的情绪和饮食是如何互动的。在负面情绪袭来的时候，保持这样的视角可能会有些困难，但是随着时日渐增，你就越来越能安住当下，比如告诉自己："噢，这是孤独的感受，这就是那个随之而来的吃的诱惑。"你就会渐渐有了对付孤独的新选择。

我们为什么会有情绪

让我们先回过头来看看情绪到底有什么功能。情绪给我们提供了很多非常有价值的信息，emotion（情绪）一词的词根是"motere"，来自拉丁语，意为"移动"。情绪能够非常迅速地在大脑和脊髓中触发变化，让我们做出某种行动，我们的行为往往跟情绪有着非常紧密的关联。一个情绪实际上是一个触发生存行为机制的简便快捷的信号。情绪能引发行为，为我们提供至关重要的信息，并让我们能够跟其他人进行沟通。

让我们来考察两个非常普遍的情绪以及它们的功能吧。想想看，如果你的伴侣跟公司里一个非常有吸引力的同事过往甚密，你自然就会感到妒忌。为什么呢？因为妒忌这个情绪是代表威胁的信号，能够激励你用某种行动来应对这个威胁。当我们感到妒火中烧的时候，被告知的信息是我们的亲密关系对自己来说是至关重要的，并且这个关系现在有可能正面临危险。妒忌让我们能够把自己的忧心忡忡传递给伴侣，于是它引导着我们去保护自己的亲密关系不受威胁。如果通过吃喝来压抑这种情绪或者分散注意力，我们就不会了解这个情绪所带来的信息，也就没办法用合适的方法去应对，比如向伴侣表达。

与之类似，感受到开心的作用是什么呢？开心能给我们动力，让我们持续不断地去做某件事情或者追寻一个有价值的方向。这个情绪能告诉我们，什么对我们来说是重要的。开心和快乐也给我们身边的其他人传递了信息，是我们至关重要的人际关系纽带的黏合剂。如果你在一个朋友举办的聚会上愁眉苦脸、唉声叹气，你觉得她下次聚会还会再邀请你吗?

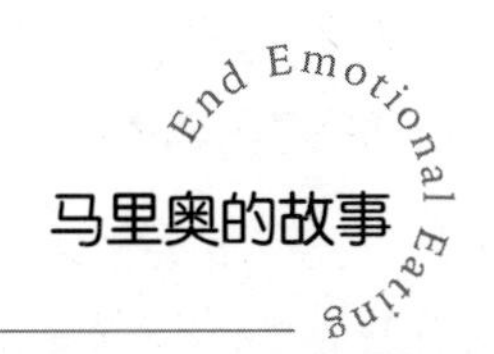

马里奥的故事

马里奥最初来找我治疗的时候，他解释说自己对任何事情都忧虑不已。他那时正值新婚，并且正在买房。他看上的房子非常昂贵，会耗尽他毕生的积蓄，而且几乎连装修的钱都所剩无几了。“我找对结婚的人了吗？我是不是发疯了？我是不是脑子进水了？我好像记不住东西。如果我飞往迈阿密的航班坠机了怎么办？我爸爸会不会跟我爷爷一样也得帕金森病？”各种各样的忧虑似乎永无休止，马里奥发现自己越是担忧，就越感到沮丧。为了让自己从这种思维的酷刑里解脱出来，他开始用大吃大喝来分散注意力。

在我们强调正念和接纳的认知行为治疗课程里，马里奥开始学会不在自己的恐慌忧虑情绪面前噤若寒蝉。他渐渐能够觉察到，自己的担忧只是一个思维过程，而并非扎根在心中挥之不去的东西，而那个思维过程才是让他最不能忍受的情境。他尝试着练习问自己：“担忧对我有帮助吗？还是在给我添乱？”如果担忧真的有帮助，他就会做一个行动计划出来；如果担忧只会碍手碍脚，他就会注意到自己身体和头脑中的种种情绪和想法，然后练习着回到当下。当他注意到自己在紧张状态下有吃甜品或者高盐食物的欲望时，他会选择不去吃东西，而是靠近自己的感受，把自己的感受视为充满意义的东西。

在马里奥的担忧背后又有什么东西呢？他对自己作为一个家庭顶梁柱的角色极为珍视：养家糊口支撑门户，为亲人提供安全而充满关爱的港湾，为自己的父亲提供保护。他的感受反映出了对他而言什么是最重要的，然而他跟自己的感受之间产生了阻碍，即对自己有太多感受以及因不理解这些感受而产生的恐惧和困惑，这让他不愿意接纳自己的情绪并学习其中的东西。马里奥在最后一次治疗谈话时说："我有所感触是因为这些事情对我来说很重要。我现在可以跟妻子讨论我们的困难，付诸行动去解决我们的财务问题，并让我父亲看到我有多么关爱他。这能让我的心中有甜蜜的感觉。"

练习：思考负面情绪的功能 End Emotional Eating

花几分钟时间在你的笔记本上把下面的表 1-1 重新画出来。这样做的目的是练习思考，你的情绪是怎样给你带来有用的信息的，就像马里奥一样。由于负面情绪会让人感到很不舒服，你可能会竭尽全力想去逃避而不是感受它们，这无可厚非。通过理解情绪的功能，你可能会改变自己应对情绪的方式。这个例子，显示了马里奥是如何用这个表格来发现自己的感受和价值，以及基于这些信息展开行动的。

表 1-1　思考负面情绪的功能示例

情境	情绪	情绪在告诉我什么	情绪在告诉其他人什么	这个情绪让我想做出什么行动	这个行动对我有好处吗
马里奥收到一个始料未及的账单	1. 焦虑	1. 我有太多的财务责任，对于我来说，胜任这些责任非常重要	当我感到焦虑和羞愧的时候，很难跟自己的妻子谈论这些事。我告诉过她，	1. 找个办法开始存更多的钱，然后就去做	1. 有

续前表

情境	情绪	情绪在告诉我什么	情绪在告诉其他人什么	这个情绪让我想做出什么行动	这个行动对我有好处吗
	2. 为自己存款不足而感到羞愧	2. 我相信作为家里的男子汉，我必须在经济上比现在做得更好	当我有这种感觉的时候，是很难敞开心扉进行交谈的	2. 大吃一顿放松一下	2. 没有

对情绪的信念

我们对情绪都有着自己的信念，举例来说，你有可能坚信感觉到痛苦是软弱无能的体现，或者觉得悲伤和恐惧都是懦弱之举。对情绪的惯常信念包括下面的内容。

- 负面情绪是不好的。
- 如果我感到太开心了，可能就会失去控制。
- 我没资格感受积极情绪。
- “人生得意须尽欢”，如果我感到开心，我就要抓住机会尽情狂欢。
- 我需要控制自己的负面情绪，否则我会难以承受。
- 感受痛苦是件让人非常压抑的事情，如果我让自己感受痛苦，那很可能会深陷其中无法自拔。
- 如果担忧过多，我会生病的。
- 如果我更努力地尝试，就可以消除这种感受。
- 没有谁会有我这种感受。
- 如果我隐藏自己的感受，就没人知道我感受到了什么，而且我可能就不会有这些感受了。

- 在有情绪的时候，分散注意力比去感受这些情绪要好。
- 有太多感受掺杂在一起了，我永远也无法理解自己的感受究竟是什么。
- 我没有感受到我应该感受到的情绪。

当一种情绪出现的时候，我们对情绪的信念会影响我们的感受及表现。此外请记住，我们对自己未来感受的预测往往与真实情况相差十万八千里。当我们假设某个情绪会持续到永远时，或者在我们坚信自己没法面对某种情绪时，情绪看上去就如同洪水猛兽。事实真的如此吗？认为情绪是坏东西或者不健康的人，很可能会通过暴饮暴食来逃避情绪。请花点时间在此处反思一下：无论是对情绪的普遍感觉，还是对某种特定的情绪，你自己对情绪的信念是什么？你对自己管理情绪的能力怎么看？这些情绪是怎么影响你的行为的？基于你对情绪的功能的理解，你的这些信念对你有帮助吗？也就是说，这些信念会让你采取有益的行动吗？下面的练习会帮助你回答这些问题。

练习：思考对情绪的信念 End Emotional Eating

很多时候，我们的信念是如此深入和持久，它们所激发的行动让我们感觉是不假思索自动做出来的。通过觉察自己对情绪的信念，我们可以给自己更多的空间来选择，当情绪发生的时候该如何应对。在你的笔记本上重新画出下面的表 1-2，在其中填写任何你有着坚定信念的情绪。表 1-3 是一个例子。

表 1-2　思考对情绪的信念

	我对这个情绪的信念	这些信念如何影响我	这对我有帮助吗	对这种情绪的其他可能看法
喜悦				

续前表

	我对这个情绪的信念	这些信念如何影响我	这对我有帮助吗	对这种情绪的其他可能看法
悲伤				
恐惧				
愤怒				
羞愧				
其他情绪				

表 1-3 思考对情绪的信念示例

	我对这个情绪的信念	这些信念如何影响我	这对我有帮助吗	对这个情绪的其他可能看法
喜悦	我没资格感到开心	当体验到快乐或者自得其乐的时候，我感到惭愧	没有。我感到羞愧对任何人都没好处	每个人都有资格开心地生活，我也是。我开心的时候对他人也更友善
悲伤	当我悲伤的时候，会持续好几个星期	我很担心自己会感到悲伤，或者情不自禁地伤心	没有。担忧并不会让悲伤消失，反而让我更难受	情绪是来来去去的。过去的每次悲伤之后我都恢复过来了，有时候恢复得还很快
其他情绪：爱	如果我去爱他人，很可能会受伤	我避免跟人约会	没有。孤独也让我很受伤	我确实有可能会因爱而受伤或者失去什么，但是我能面对这种痛苦的情绪。爱与被爱有时候会伤人，但这才是鲜活的人生

发现和标识感受的自由

当我们和情绪共处时，也就是说，当我们允许自己体验这些情绪的时候，迈出的第一步就是对情绪进行精确的辨别和标识。当我们能够精准地标识一个情绪时，我们就是在做不带任何评判的观察。当我们不带评判地关注情绪时，就是在接纳它。如果我们注意到，自己的感受实际上是“焦虑”，而不仅是把这个情绪泛泛地说成“感觉不好”，这对我们有什么好处呢？每当我们对一个情绪命名，就把自己跟这个情绪分隔开了，我们不是去评判它到底是好还是坏，毕竟情绪就是情绪，并不能定义我们这个人。这能帮助我们避免被情绪绑架或劫持，即仅仅因为自己有某种情绪就认为自己是“好的”或者“坏的”。

给一个情绪命名也会为我们提供如何有效应对这个情绪的信息。如果你给自己的情绪一个名称，并对不同的情绪进行区分，就能更为灵活地管理它们。当你把“我感觉不爽”这种说法换成“我现在感觉非常焦虑，同时也觉得羞愧”，你就对如何处理这些情绪有了更有针对性的信息。用一个医学上的比喻来说，治疗鼻窦炎的方法跟治疗肠胃感冒的方法完全不一样。与此类似，你应对孤独感的方法跟管理自己愤怒情绪的方法肯定不太一样，这不仅是因为情绪会传递非常重要的信息，更是因为孤独和愤怒的含义是截然不同的。

思维有可能会影响我们的感受，同时我们的感受反过来也会影响思维。第6章会有更多关于如何关注自己思维的讨论。简单来说，关注思维和情绪间的相互影响可能会对我们有很大帮助。某个特定的情境可能会触发某个特定的思维，然后可能会让某种情绪油然而生；情况也有可能是相反的，就是一个情境先激发出某种情绪，然后再导致某个思维产生。举例来说，我们在公开演说的时候发现台下的人是黑压压一片，于是可能会想：“完了，我肯定不行。”接着就有胆战心惊的感觉。或者，我们也可能是先感受到惊恐，然后再想到“我干不了”。你能想到一个自己的思维影响情绪的情境，和一个情绪影响思维的情境吗？我会在后面的章节里谈谈如何改变和管理思维和情绪。

有些情绪实际上是感受和思维的结合体。举例来说，“绝望”是悲痛和事情永远不会改善这一信念的结合。你能想出另外一个带有思维成分的感受吗？

有的人可能觉得给情绪起一个名字是件非常具有挑战性的事。如果你发现自己就属于这种情况，那么对不同类型的情绪略知一二可能会对你有帮助，还有就是能够引发这些情绪的某些情境，这些情绪的适应性功能是什么，即这些情绪是如何帮助我们生存的，以及当你体验这些情绪时，可能会怎么想、怎么感受、怎么去行动。表 1-4 中是一些常见的情绪类型。

表 1-4　　常见情绪类型

	功能	征兆	典型触发情境	典型伴随思维	常见躯体感觉	跟这一情绪相关的惯常行为
恐惧	在危险近在眼前的时候保护我们	战斗、惊吓、不安、恐惧	面临威胁，公开表演，或身处一个陌生情境	“我应付不了”“我肯定会失败”“我身处险地”	心率增加、胃部不适、头晕恶心、喉头哽咽、屏住呼吸、心神不宁	逃跑、僵直不动、尖叫、哭泣，寻找安全的躲避场所
焦虑	保护我们避免未来的危险	神经过敏、担忧、压力大，被压得透不过气	思考或者想象一个未来的危险情境	“我将来肯定应付不了”“他会把我甩了”“如果那样……我该怎么办?”	难以放松、不安和肌肉紧张、失眠、难以集中精神、心率加快、呕吐、胆战心惊	回避可能会引发恐惧的人和场所，一再从他人那里寻求安心

续前表

	功能	征兆	典型触发情境	典型伴随思维	常见躯体感觉	跟这一情绪相关的惯常行为
愤怒	让我们能够对暴力做出回应	恼怒、被激怒、烦躁、感到被冒犯	感到被威胁，没有得到自己想要的，感受到生理上或情绪上的痛苦	“我不该被如此对待”“我不会容忍这种情况”“这不公平”	身体和面部的紧张状态、面红耳赤、双拳紧握、紧收下颚	防御、威胁、叫喊、退缩
悲伤	让我们放慢速度，给我们时间去应对失去亲人或愿望无法实现的状况	不开心、受伤、痛苦、懊悔	体验到失去或者被拒绝，感觉无力回天	“这是个巨大的损失”“没有任何希望了”	无精打采、非常想哭、胃部感到沉重、难以集中注意力	卧床不起、自我隔离、动力或兴趣减弱
愉悦	提醒我们为了自己珍视的人或事欢欣鼓舞	幸福、兴奋、高兴、享受、快乐	感到成功，得到爱或赞许	“这简直太美好了”“我太幸运了”	笑、身体放松、感到精力充沛	继续做引发愉悦的事情，欢欣鼓舞，孩子气的举动
羞愧	引导我们对自己做出的违背社会规范的行为进行纠正	尴尬、懊悔	在你的社区中不遵守规则	“我希望没人看见我干这件事情”	脸红、心跳加速	躲藏、试着弥补过失
内疚	让我们能够按照自己的价值观生活	懊悔、责任感被激发	做一些自己认为是错误的事情	“我做错了！”	恶心呕吐感、难以放松、肌肉紧张	道歉、反思、行为转变
恶心	促使我们远离污秽的东西或者人	强烈反感、厌恶	面对有害的物质或者人	“这会让我生病”“我必须立刻走开”	恶心呕吐、不舒服	推开、回避、表达顾虑
兴趣	告诉我们可能有潜在的报偿	兴奋、好奇	参与一个令你兴味盎然的活动	“这东西可能很不错”“我怎么才能参与进去呢？”	睁大双眼	与之靠近、获取更多的信息

练习：体察自己的情绪 End Emotional Eating

情绪会建立一种连接，把情境、我们对这个情境的诠释、我们的身体感受以及行动倾向这几个因素都关联起来。为了练习对自己的情绪更加熟悉，你可以尝试在一个引发情绪的情境中放慢速度，让自己有机会对自己如何感受进行觉察。试着用 SIFT，即“情境（situation）- 诠释（interpretation）- 感受（feelings）- 倾向（tendencies）”来一步步理解影响自己情绪体验的各个因素。如果你觉得有帮助，也可以打开笔记本，找一个自己最近体验过的，触发了你较为强烈情绪的情境，用下面的问题来检验一下自己体验到的感受。

首先，关注一下你体验到的是什么情绪。用从 1（几乎没有）到 10（极度强烈）的量表记录下你的情绪强度。然后再用“情境 - 诠释 - 感受 - 倾向”来检验一下你的情绪。

情境（S）：当时的情境是什么？包括触发你情绪反应的人或者事。

诠释（I）：你是否注意到了跟你的体验相关的诠释或者思维？

感受（F）：那时候你发现自己的身体有什么感受和反应？

倾向（T）：出现了什么样的行为倾向？你是否有做出某种特定行为的冲动？

给一个情绪贴上名字标签，即便那个情绪不是你自己感受到的，这样做能够帮你调节自己的情绪。当给一个情绪命名时，你就会把情绪当成注意的对象，于是跟它产生了一定的距离。在加州大学洛杉矶分校进行的一项研究中，戴维·克雷斯韦尔（David Creswell）和同事给被试呈现了很多情绪表达的面孔照片，让他们或是给这种情绪命名，比如悲伤；或是给照片中的人选择一个合适性别的名字，例如汤姆或者苏珊，同时采用功能性磁共振成像（fMRI）对被试的大脑活动进行记录。结果发现，人们在做给情绪命名的活动时，与做给人选名字的活动相比，大脑中的警告中心活跃程度更低一些。

关注所有的情绪

有的时候，某种情绪如此强烈，以致其他情绪会被掩盖。焦虑障碍的情绪调节专家道格·门宁（Doug Mennin）和戴维·弗雷斯科（David Fresco）把这种情况的体验描绘成好比在被长号刺耳而粗糙的声音包围之中，试图去听清楚一支长笛发出的温柔旋律。举例来说，我们在深切缅怀一位家庭成员时，可能会感到害怕，害怕如果自己走得太远，会失去那种微妙的愉悦情绪。再比如，当我们完全沉浸在自怨自艾里时，就会忽视其他所有的情绪和它们所传递的信息。就像那个长号，或者满满一大盒冰激凌，完全沉浸在某种情绪中难以自拔，可能会让我们远离自己完整的情绪波谱。

你是否注意到某个特定的情绪一旦出现，就会把其他情绪全部淹没？例如，恐惧会不会吞噬你的幸福感？悲伤可曾迅速转变成愤怒？当一个情绪出现得如此猛烈且无法控制时，可以实践一下我将在第 7 章提到的痛苦耐受技术，可能会有所帮助。与此同时，可以用下面的练习来展开你在某个情境中体验到的所有的情绪波谱，以及这些情绪各自的强度。

练习：关注所有的情绪 End Emotional Eating

你在过度饮食的时候，有没有一种非常强烈的情绪存在，让你感受不到其他任何情绪？在这个练习中，请充满情感地回想一个情境，当你身处其中的时候，会感受到极度强烈的情绪，继而以低头猛吃作为回应。在这个或这些强烈情绪的旁边，是否还有其他情绪在轻声细语地对你说话？请在你的笔记本上写下你对以下这些问题的回答，练习觉察自己在这个情境中所体验的一切情绪。

首先，关注一下你体验到的是什么情绪。用从 1（几乎没有）到 10（极度强烈）的量表记录下你的情绪强度，然后再用“情境 - 诠释 - 感受 - 倾向”来检验一下你的情绪。

情境（S）：当时的情境是什么？包括触发你的情绪反应的人或者事。

诠释（I）：你是否注意到了跟你的体验相关的诠释或者思维？

感受（F）：那时候你发现自己的身体有什么感受和反应？

倾向（T）：出现了什么样的行为倾向？你是否有做出某种特定行为的冲动？

当一种情绪让你深陷其中不能自拔，甚至遮掩了其他的情绪和体验，并把你从此时此刻和对自己真正重要的事情中拉开的时候，想要注意到这个过程并把自己带回到当下，确实需要一些技巧。请考虑一下：有没有某种情绪经常出现并困扰着你，常常拖你后腿让你远离对自己最重要的事？如果有，而且你能够识别这种情绪，那可以在这个情况发生的时候先轻柔地与这个情绪共处而不去做任何其他事情。我会在第 3 章详尽描述如何跟当下接触，然后在第 9 章帮你澄清自己的价值。

总结
End Emotional Eating

伟大诗人罗伯特·弗罗斯特（Robert Frost）一针见血地指出：“唯一的出路就是从中穿行。”在本章中，你已经开始学习系统且不带评判地关注你对情绪的观点和信念，以及这些观点、信念和情绪是如何跟你的行为紧密相连的。你也明白了对很多人来说，情绪似乎是非常难以忍受或难以理解的，以致常常会导致他们用吃吃喝喝来自我安慰和逃避，当然也有其他慰藉和逃避的强迫方式。学着对情绪的功能更加理解和认同、探索你对情绪的信念，以及注意到情绪并对其进行命名，是切断你情绪和食物之间链条的第一步。

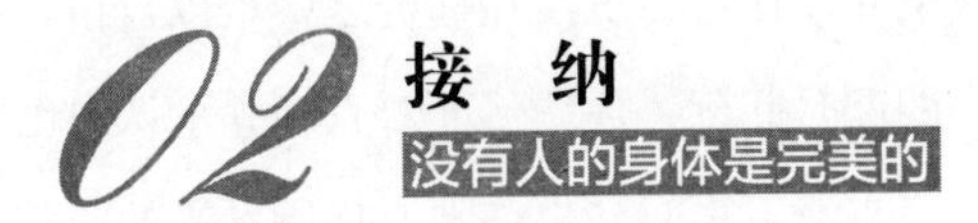

02 接纳

没有人的身体是完美的

End Emotional Eating

一个奇怪的悖论就是：只有我接纳了自己，才能去改变自己。

——卡尔·罗杰斯（Carl Rogers）

情绪化饮食的背后隐藏的究竟是什么？其实是我们不愿意接纳自己的情绪，或者不愿与之相处。但是当我们因为自己的情绪而去吃吃喝喝的时候，我们其实做不到主动驾驭自己的情绪。恰恰相反，通向自由和喜悦的道路实际上是直面和接纳自己的情绪，还有就是把自己从情绪化饮食的恶性循环中解脱出来。

当我在讨论情绪和饮食的对话中说出“接纳”的时候，即便是最和蔼可亲的来访者也会面露难色。有谁愿意去承受艰难甚至痛苦的感受，又有谁愿意接受让人难堪的体形呢？看起来我就像是在宣扬放任自流。我小心翼翼地跟他们提出，恰恰是这个过程本身，这个由心而发的全新范式，才是我们跟食物建立起新的、更为和睦的关系的关键所在。节食、饮食计划、混合配比、膳食补充制剂，甚至是剥夺进食，这些方法实际上都是创可贴式的权宜之计，循序渐进的逐步接纳才是真正持久的解决办法。

接纳并非让自己沉浸在痛苦之中难以自拔，而是善良的一种表现形式：在生命中的此时此刻，你坦然面对真相并承认自己的处境。你的体重会随着思维的扩建而有所下降吗？也许吧。你所忍受的痛苦会减少吗？肯定会。如同你将会在这本书里看到的，接纳并非改变的前奏，而是伴随着改变过程的始终。与自己的身体斗争会让你停滞不前，而接纳会使你的生命流动。

理解接纳

你是否曾经用大吃大喝作为应对肥胖感觉的办法？最常发生的情况是，人们总觉得减肥这件事是当务之急、时不我待，然后因自己的努力收效太慢而深感挫败。整个减肥过程已经不再像是自我探索式的尝试，而更像是一个疾病的诊疗过程。也许有人会说，肥胖的确是一个严重的健康问题，进食的原因不是饥饿而是情绪也是大有问题的。但与此同时，如果你想帮助一个患有抑郁症的人改善自己的精神健康水平，你是会让他仔细地分析、回想、品味自己低沉绝望的情绪呢，还是会鼓励他接纳自己的情绪？后者并不是让他感受到绝望并认为自己永无改善的可能，而是让他直接面对本源的问题并做出富有创造力的生机勃勃的改变。这个持续不断的旅程的一个核心内容就是一次次地回到原点，接纳自我，接纳退步，接纳新的挑战。

“接纳”的英文 accept 源于拉丁文的“获取”之意。这恰好符合我们的语境，就是这个悖论：减少痛苦煎熬的唯一手段是与痛苦共处。最基本的公式表达如下：

痛苦 = 痛苦

痛苦 + 不接纳 = 煎熬

接纳并非缴械投降。接纳并不意味着喜欢或者对痛苦一笑置之。但如果“接纳”这个词本身会令你坐立难安的话，你也可以换个说法，比如“扩张”。所谓接纳，就是有目的地采取开放、不加评判和包容的态度，即便是在面对艰苦挑战的时候也是如此。其中包括了接纳自己的情绪、思维、感觉、体形，或者说广义上的现实，对其本来的面目欣欣然作如是观。而不接纳，即跟现实或者自己的情感作斗争，会限制我们的觉察能力，并让我们越陷越深。想象一下两人拉着一条围巾，各执一端都不放手的情形，如果这条围巾象征着你的体形，那么你跟它的关系是怎样的呢？是放松地牵着这条围巾呢，还是制造很大的张力，两边都在拼命向着相反方向用力紧紧拉扯？让我们暂停一下，想想看在这个拔河过程中会有怎样的身体和情绪体验。让所有的注意力和能量都被这个过程占据，到底值不值得呢？有没有其他的办法呢？我们也许可以放手，不再纠缠不清，把我们的双手和能量都解放出来。

如果只有在感觉良好的时候才会参与生活，那么生命的意义何在呢？如果我们不愿意接纳自己人生中的现实，人生之路就变窄了很多，几乎没有了其他选择。话虽如此，我们其实可以自己来决定如何面对和接纳生活中的状况。这里所说的接纳不是受虐，而是悲天悯人和自我尊重，它是深奥复杂的，也是动态多变的，是与我们的深层价值密切相关的一系列流动的想法和行动。

价值包含了对你来说最重要的东西，或者你认为自己的人生值得为之付出的东西，第 9 章会对价值做更多的探讨。如果在你的价值观中，支持自己所爱的人是一件非常重要的事，你就有可能会为了你所爱的人而接受一段非常具有挑战性的关系，比如：“在圣诞节的时候我要去看我的妈妈，然后跟她一起打扫阁楼。”但与此同时，你也能够尽力而为地满足自己价值观中保护和关爱自己的需要，比如：“但是我会住在酒店里，这样的话，万一我俩搞僵了，我还能有个去处。”如果你能够接纳自己所处情境里的真实情况，而不只是心怀期待或是不切实际的希望，想着“这一次事情会不一样”的话，你就能有所行动，做点有利于价值两端的事情。与此类似，你可以既接纳自己现在的体形和情绪，也接纳自己为改变现状而做出的行为承诺；你可以做到接纳自己的感受，同时也去改变对这些感受的回应方式。你并非必须接纳持久的饥渴难耐和自我折磨。

很常见的一种情况是，当我们感到痛苦时，会发现自己对其他人怒火中烧，对自己万般苛责，或者冲动鲁莽地做事而不考虑后果。有一次，我在手机运营商的营业厅里排队等候的时候，看到身旁的一位女士在抱怨运营商如何浪费了她的时间，并要求给她一个免费的 iPhone 手机壳作为补偿。她一遍遍地重复这件事，跟销售说，跟助理经理说，也跟值班经理说。我发现在这个过程中，她变得越来越生气，说话声音越来越大，而且越来越恼羞成怒，并且每次讲同样的事也浪费了她更多的时间。最终，她威胁说要退服销号，但是我能看出，这么做显然会让她更为恼火。我感觉自己同时在为这位女士和那个接待她的业务员感到心痛，因为他们显然都很痛苦。她僵持在证明自己是正确的立场上而不是去接纳现实，于是在整个过程中，她感到痛苦并失去了更多时间，同时还引发了更多的不开心。每当我们被自己的情绪虐心的时候，最难的恐怕就是放慢速度后退一步，看看自己的感受是不是源自事实，我们的行为是不是有利于自己的福祉或者符合自己的价值观。

接纳的过程包含了辨识事情的本来面目，不加评判地理解造成事情的原因，以及与之共处，而非与之搏斗。接纳意味着寻求有效的行动而非陷入评判的泥沼，无谓地争执“对”与“错”、“公平”或者“不公平”。

全然接纳

接纳是个主动的过程，其中包含了在每时每刻都对体验保持开放，并直面其本来面目。“没有承诺的接纳只是一种阿Q精神，而没有接纳的承诺只会是三分钟热度。”接纳不仅是行为上的，更是心理上的，既有对行动的接纳，又有对想法的接纳。真正接纳的唯一形式是毫无保留地接纳我们身处的所有现实，这被称为全然接纳。在当下做到全然接纳很不容易，然而，仅仅做到对现实部分接纳并不能缓解我们的煎熬。请想象一下，就好比你表面上“接纳”了自己的岳母或者婆婆，但同时又在心里持续不断地骂她糟糕透顶。这样的接纳又有什么用呢？你可能从认知层面上接纳了她，但当她出现在你身边的时候，你的情绪依然紧张痛苦，而且会觉得跟她谈话难以忍受。如果你真的对自己的体重或者外形全然接纳，那你既不会在照镜子的时候苦笑做鬼脸，也不会放任自流不去做任何改善。

接纳，意味着不带评判地关注。这并不是说你绝不可以有这样的想法，比如“我不能忍受自己是这副模样”，而是说当你有这种想法的时候能够觉察到，比如“这就是一个想法而已”。给它打上“想法”的标签使得你能简单地注意到这个想法而不会把绝望或者羞耻的情绪附加其上。你不会压抑自己的想法，但也不会难以自拔。你能看到它出现，也会看到它消失。在这种情况下，你产生了一个评判，但是你不会对这个评判进行评判，你只是注意到了它，这样就能把伤害减到最小，同时也可能会让你仔细观察这种评判想法背后的内容。如同你可能会想象到的那样，这是一种实践能力，而且没人能百分百地做到，因为我们都是凡夫俗子，但是你一旦开始这样去做，它就会一直存在，每次你想去做的时候，都能找到它。后面还会对这个过程有更多讨论。

接纳同时包含了对现实情境的字面意义和比喻意义上的接触意愿。请再次想象一下，你站在镜子面前。当你照镜子的时候，你确实要在形式上放松你的脖子和肩膀，舒缓你的眉头，并且放下你环抱胸前的双臂，这能帮你意识到自己的想法："我不能忍受自己的外貌"，但同时又不想被这种想法绑架。我们的身体姿态和大脑之间一直有个反馈回路，再次强调为了真正走向接纳，至关重要的是在身体和心智层面都这样去做。如果你的心智接纳了某样东西，但是你的身体依然紧绷、显示出拒绝，那还算是全然地接纳现实吗？下面给出的练习能让你实践，在接纳的时候去关注你的心智和身体之间的关系。

练习：全然接纳 End Emotional Eating

你可以思考或者写下自己生活中的一个痛苦现实，不用非得是最具挑战性、最艰难的那一个，而是选择一个虽然艰难但还可以去接纳的情况。

1. 具体情境是怎样的？请思考或者写下各种事实，并且不带评判、不怀有任何信念地去关注这些事实。
2. 在思考这个情境的时候，练习着收紧你的身体。抬起双手让你的上臂之间呈 90° 角，收紧双拳，扬起眉毛，噘起嘴巴，让你的面部肌肉也绷紧。你注意到现在的自己对这个情境的感受是怎样的？
3. 现在练习一下在思考这个情境的时候逐渐放松紧绷的身体，打开双臂，放松额头，并在你跟这个情境共处的时候放松全身。放松面部，让你的嘴角慢慢上扬。保持这样的放松姿态坐上几分钟。你注意到现在的自己在这个情境下的情绪又是怎样的呢？

以下是一个示例。

1. 我比自己期望的体重重了 50 多斤。在过去的两年里，我几乎是以每个月 2 斤的速度在增重。对我来说，不改变饮食习惯而减重是非常困难的。
2. 在我紧绷身体的时候，我感到自己仿佛更重了，也更不舒服了。在我的脑海里和身体中，这 50 斤好像沉重了许多。
3. 当我开始放松的时候，我仿佛在向前移动。我会更加开放地面对这个事实。我感到自己好像没有那么沉重了，而且已经准备好去按照计划行动了。

及时回归

当你开始逐步迈向接纳的时候，并不会一步到位。实际上，你有可能接纳一个情境，然后发现跟现实斗争的想法又浮现了出来，接着再次转向面对现实，一次次地反复。练习接纳的一部分就是接纳这个过程本身。当你发现自己不再接纳的时候，就是一个觉察的时刻，同时也是一个契机，让你再次开始实践接纳。你也可以接纳自己的不接纳。下面的练习可以让你实践如何回归到接纳的过程中。

练习：回归接纳 End Emotional Eating

这个练习的目的是帮助你发现自己的不接纳，并练习从不接纳回归到接纳的过程之中。

1. 找一种你最喜欢的食物，下定决心在某一餐中练习控制自己进食这种食物的量，往自己碗里放正常的分量。
2. 在你开始进食之前，先暂停一下，全然接纳这个坚持以正常分量进食的过程，同时接纳有可能因此而引发的任何感觉。

3. 放慢进食的速度，让自己有时间注意到出现的想法、情绪和感受。享用完这份食物之后，不再多吃。你可能会发现一些诸如“我没办法控制自己”之类的想法出现，也可能会感觉到自己身体上的紧张，或者在咽下最后一口食物并放下碗筷之后，仍然垂涎不止。接纳，也包括对这一切的坦然接受而不挣扎，不论是决定再多吃几口，还是忍痛割爱放下碗筷。
4. 写下这一过程中你的想法和情绪，无论是在接纳自己虽然很想大吃一顿，但是选择了适可而止的时候，还是在允许自己按照正常食量进食的时候。
5. 如果你从接纳状态离开，关注一下自己有什么感觉，身体上或思维上是不是有所紧张?
6. 当你发现自己开小差的时候，能不能再次把自己拉回接纳状态?你可能会感到自己在翻来覆去地这么做。把你在这一过程中的感受写下来。

心甘情愿还是肆意妄为

接纳还包含了一种心甘情愿的态度，也可以说是以开放的心态，选择去接纳事情的本来面目而不是与其争斗、逃之夭夭或者试着人为地控制现实。如果我们愿意体验由当前发生的一切所带来的情绪和感受，我们就能够接纳它们。如果没有这种心甘情愿的态度，我们就没办法真心接纳自己所处的真实情境。这种心甘情愿很像是一种泰然处之的感觉，同时又有着积极主动的成分。而肆意妄为，即不顾一切地我行我素，则代表着偏执狭隘和消极被动。

杰拉尔德·梅（Gerald May）是这样定义心甘情愿的：

> 一种对于自己已经是某个终极宇宙过程的一分子的认识，以及一种对参与这个过程本身的承诺。与之相反，肆意妄为却是把自身从生命最本质的源泉里割裂出来，妄想对存在本身进行掌控、指引、控制，抑或操纵、支配。

简而言之，心甘情愿就是在每时每刻都对自己存在于世间的这个奇迹由衷地说“是的”。而肆意妄为却是说“不”，或者更为常见的通俗版本：“是的，但是……”

举例来说，假设你作为一名初学乍练的舞者出现在舞蹈高级班上，心甘情愿的具体呈现就是你依旧充满激情地勤学苦练，尽管你可能左支右绌错误不断，但你不会退缩一旁，更不会在出现困难的时候一走了之。你的心思不会陷入无休止的比较之中，拿自己的舞姿跟曾经在纽约市芭蕾舞团担任领舞的退役舞蹈家一较长短。从课上逃之夭夭，或者陷入比较之中难以自拔，都是肆意妄为的写照，也就是对现实采取了拒绝的态度。有多少次你会说：“我试试看吧。”如果你在这个舞蹈课上或者在你的人生中作壁上观，那么“试试看吧”又会是什么样子呢？真正的选择恐怕只有两个：去做，或者不做。

心甘情愿就是无论结果如何都会坚持不懈地去实践接纳。要做到心甘情愿，你并不需要感受到欢天喜地或者急不可待。假设在高速公路上，你前面的车子速度低于限速 30 公里，但是你又不能变线超车，要做到心甘情愿或者接纳，你就应该放松面容和身体，缓慢悠闲地开车，尽量做到不去评判，并且随时保持警觉，一旦有机会就安全地变线超车。而肆意妄为的行动有可能是破口大骂、不停地按喇叭，或者紧逼前车。

接纳也意味着心甘情愿地去体验任何浮现出来的想法、情绪和感受，而不是回避它们。心甘情愿就是真心实意地融入当下的每一刻。而另一个选择，与现实搏斗，则强化了那种你无法应对现实的感受，不仅没有同情，而且让人灰心丧气。让我们开始情绪化饮食的往往不是情绪本身，而是肆意妄为拒不接纳某种情绪。

你有可能真心希望去除情绪化饮食、减轻体重，或者摆脱负面情绪的困扰，但与此同时，你是否真心愿意主动接纳过程中的每一步所带来的感受呢？肆意妄为就如同祈祷让你所面对的问题凭空消失；而心甘情愿指的是接纳改变过程中所出现的一切并主动面对它们。尽管如此，也请记住，心甘情愿是一种实践行动，而不是一种存在的状态，没有人能在任何时刻都做到完全的心甘情愿。然而，你越是努力去做，就越有可能体验到它和它所带来的自由。下面的练习提供了一些结构化的实践方法。

练习：实践心甘情愿 End Emotional Eating

1. 请想象一个你马上就要面对的会触发某种情绪的现实问题，也许是跟一个你不喜欢的人打交道，也许是接触非常有诱惑性的食物。
2. 现在想象一下，在这个情境里会触发的你不太愿意面对的情绪或者感受，并想象你愿意尝试去心甘情愿地体验它们。然后，选择你想用多长时间去体验这些情绪。举例来说，你可能想用 10 分钟来体验穷极无聊的感受，或者被剥夺的感觉。
3. 在进入这种你决定去体验的、会给你带来不舒适感受的情境时，请关注一下你自己的感受。你是不是在评判？有没有感到紧张局促或者厌恶愤恨？抑或充满希望？仅仅去关注这些感受，不要试图去改变它们。
4. 当你开始感受到这些你想要练习心甘情愿的情绪或者感受时，开始给自己计时。当时间一分一秒地流过时，记录下你心甘情愿的程度，以及情绪是如何随着时间而变化的。当你面对这个情绪或者感受的时候，你想要做些什么？你那种想要做点什么的冲动是如何随着时间变化的？你会选择什么行动？你在行动或者不行动的时候会浮现出什么样的情绪？

诚恳地心甘情愿

这里有一个关于如何使用正念的陷阱：你练习心甘情愿为的是增加自己的灵活性，还是仅仅是另外一种试图去控制自己感受的计策？如果你想把心甘情愿或者接纳当成控制自己感受的方法，让自己的情绪没有那么强烈，或者感觉好一点，那你实际上并没有真正做到心甘情愿或是接纳。试图用表现得“愿意”来减弱痛苦程度，实际上是一种回避策略，根本就不是接纳，这跟为了真正体验人生而全然接纳完全不是一回事。在现实生活中，接纳最初可能会让人感到痛苦，尤其是如果我们之前一直都在逃避这种痛苦。诚恳地接纳包含了完全接纳的行动，即当你的思绪离开接纳的时候让它回归；也包括了采取一种诚恳地心甘情愿的态度。举例来说，你可以接纳一个事实，就是如果你想学会管理情绪，就不能再像现在这样饮食了。同时，你可以采取一种接纳的态度，以及当自己体验到想要用饮食来回避感受的欲望时，把自己的思维带回到接纳的姿态下。

此时此刻，检省一下自己：你是否愿意融入这个感受自己的情绪而不用食物去应对的过程，并且每当自己想要做出不健康的习惯性行为时，就把自己的思维带回到当下的过程中？你是否真心愿意去改变你自己跟食物之间的关系呢？

练习：关注感受并实践接纳 End Emotional Eating

在这个练习中，选择一个你很快就需要面对的，且能触发你情绪的情境。然后，当你处在这个情境中情绪逐渐升起的时候，尝试关注它，而不去评判它。尝试着觉察所有浮现出的情绪，并诚恳地考量一下自己有多么愿意或者多么不愿意与这些情绪同在。接着，去关注伴随着每个这样的情绪而出现的感受和冲动。在体验之后，简单地记录下你是如何实践接纳的。请注意，以下是第 1 章里描述的“情境 - 诠释 - 感受 - 倾向”的一个更改版本。

情境：请把触发情绪反应的事件或人物的相关事实写下来。

诠释：你是否注意到了跟这个体验相关的诠释或者想法？

情绪和意愿：列出你所体验到的所有情绪，并用从 1（几乎没有）到 10（极度强烈）的量表标注出它们各自的强度。同时标注出你的意愿强度，1 代表极度不情愿，10 代表完全心甘情愿。

我的身体感受：你在自己身上体验到了什么样的情绪感受和身体感觉？

行为倾向和欲望：这时你出现了什么样的行为倾向或者冲动？你是否有采取某个特定行动的欲望？

我怎样实践接纳：在实践接纳的时刻，你会使用哪些技能或者自己的优势？

下面是一个例子。

情境：去我最喜欢的饭馆参加朋友的生日聚会，但是我最近刚在那里因为情绪原因大吃了一顿。我感到非常焦虑，我有可能再次因为情绪而暴饮暴食。同时，最近我也因为跟兄弟吵了一架而感到很愤怒。

诠释和想法：我不愿意陷在跟兄弟的争执情绪里。如果我对兄弟的情绪浮现出来，我能接纳它们并让自己回到此时此刻。因为情绪的原因想去大吃大喝也是人之常情，但是我的行为并非总是被欲望左右。

情绪和意愿：1. 焦虑（50），意愿（80）：我为自己的饮食感到焦虑，但同时我觉得焦虑没什么不好的。

2. 愤怒（70），意愿（20）：我确实不希望自己感到愤怒。

3. 开心（60），意愿（90）：能见到朋友让我很开心，尽管我有一点不喜欢看到他们太过于炫耀幸福。

我的身体感受：当我想到跟兄弟争吵时，我记得自己的头部和胸部非常紧绷。在看菜单的时候，我的心跳有点加速。

行为倾向和欲望：我身不由己地想点上次让我大快朵颐的那些菜，然后想跟我的朋友们倾诉我跟兄弟吵架的事情。

我怎样实践接纳：我不带有任何评判地关注着自己的情绪、想法和感受。我接纳它们而不是去讨厌它们，或者希望它们消失。我尝试着放松自己的面部和身体，并接纳那种自己不饿的时候就不吃甜点所带来的不舒服的感觉。

我们在面临自己生命中的重大挑战时都会举步维艰，也都有可能用一些不是很有效的策略来应对这些挑战，比如回避自己的负面情绪。当我们能心甘情愿地接受这些体验时，痛苦煎熬的感觉就会变弱，让我们再上一层楼。

在呼吸中练习接纳

我并不希望轻描淡写地谈论大家在练习接纳和心甘情愿时所面临的困难，在最开始的阶段，“通过呼吸来练习接纳”可能会非常有帮助。这是指，练习用一种包含了接纳态度的新的方式来呼吸，然后关注一下你的想法产生了什么变化。我注意到，在我频繁出差的时候，每次收拾行李都会让我脾气暴躁，因为担心时间不够。每到这时，我说话听起来就像喘不过气来。而每当我控制自己的呼吸节奏时，就会感到放松很多。一位杰出的冥想实践教练，也是美国最高水平的内观冥想教师莎朗·沙兹伯格（Sharon Salzberg）告诉我们，最佳的冥想实践是把自己的身体摆成冥想姿态，因为当我们的身体处于放松而又稳定的状态时，我们的心智也会进入这个状态。当我们呼吸局促且肌肉紧张的时候，实际上是在强化自己的焦虑反应。

正念呼吸在很多方面都跟接纳的练习密切相关。当你逐渐远离接纳状态的时候，会体验到自己呼吸的深度和频率都有所变化。举例来说，当你生气的时候，你可能会注意到自己的呼吸非常急促；当面临挑战的时候，我们的呼吸往往会变得非常拘谨。关注自己的呼吸状态并尽量放慢速度深呼吸都能促进接纳和心甘情愿的行动。一个练习接纳当下的方法就是全然地聚焦于对自己呼吸的觉察上，认真地做每一个呼吸动作，这被称为"正念呼吸"。我们随时随地都在呼吸，因而呼吸可以提示我们去接纳这个时刻的这次呼吸，本质上来说，就是接纳每一个此时此刻。

当你聚焦于觉察自己的呼吸时，你会发现有很多让你的注意力从呼吸上转移开的欲望，比如跟随你的想法或者情绪飘走。当这种情况发生时，你可以选择主动把自己的注意力再次聚焦到呼吸上来，带着觉察去呼吸意味着你能注意到自己的思维开小差的过程，并且心甘情愿地温柔地把它带回到呼吸上来。温柔且心甘情愿地回来，并且一次次地坚持，都是至关重要的，不论是粗暴地迫使自己的思维回到呼吸上来，还是主动地去关注其他有趣的想法而不是聚焦于呼吸，都是不接纳和不专注于当下的行为。

练习：正念呼吸 End Emotional Eating

为了让大家体验一下正念呼吸是一种怎样的感觉，请阅读下面的引导语，然后设定一个5~15分钟的闹钟，来练习一下正念呼吸。当练习结束的时候，请花上几分钟的时间回忆一下，在练习中你都注意到了什么。

1. 选择一个舒适的坐姿，后背挺直。如果你觉得舒服，可以盘腿席地而坐，或者在椅子上坐直，双腿不交叉，将双脚平放在地面。把手轻松舒适地放在膝盖上，掌心朝天，这个姿态能让你保持身心放松。

2. 你可以把自己的注意力集中在地板上的一个点上，或者凝视前方。如果觉得舒服，也可以闭上眼睛。
3. 开始的时候，把自己的感觉聚焦在身体的感受上，比如感受你正端坐在平稳的椅子上，或者你的双手跟自己的身体相接触的感觉。花点时间把注意力聚焦在自己的躯体感觉上。在关注躯体感觉的时候，每时每刻我们所做的只是用接纳的态度去观察，而不是出现诸如“哦，我的膝盖疼痛估计是治不好了”的想法。如果这种想法真的浮现了出来，那就不带评判地注意到它的存在，并给它打上一个标签：这只是一个想法而已，然后把自己的思绪带回到躯体感受中去。如果你发现自己的脸、脖子或者肩膀有紧绷的感觉，就试着去放松那里的肌肉。
4. 现在，把你的觉察转移到你身体的呼吸上来。在你每一次吸气和呼气的时候，关注这个过程。细心体会每一次呼吸时，空气从你的鼻孔进入，一直到达你的腹部的整个过程。当你吸气的时候，腹部会像一个气球一样逐渐膨胀起来，然后在你呼气的时候，又会慢慢瘪下去，关注这一过程。观察呼吸由横膈膜逐渐上升的过程。在关注的过程中，你会有让呼吸自发进行下去的感觉，而不是强迫或者人为地去控制呼吸的感觉。
5. 你的思维会从自己的呼吸上飘走。思维就是这样跑来跑去的。当你的思维四处飘移的时候，用宽容和怜悯之心去接纳它，然后把它轻柔地带回到完全地关注呼吸的过程中。

如果你希望体验一下正念呼吸，可以找个你觉得难以做到接纳的情境，试试看当你开始“用呼吸的过程来接纳”的时候会发生什么。比如，假设你正面对着满满一盘子你自己常吃的“开心食品”，并且意识到你马上就要开始狼吞虎咽了，但并不是因为肚子饿了，而是因为不开心。这时与其扼腕叹息现实没有愿望那般美好，比如认为自己的意志力应该更强大，或者自己的情绪应该没有如此之差，还不如尝试去接纳这个现实，一如其所是，放松自己的面部和身体，聚焦当下，正念呼吸。

当我们这样去练习正念的时候，关注呼吸并不是为了把自己的注意力从现实上转移开，恰恰相反，呼吸本身能够帮助我们接触和接纳一个事实，那就是我们总有选择的余地。深度地呼吸并主动地选择自己的行动，同习惯性地随波逐流有着本质的区别。莎朗·沙兹伯格在一次讲座中用了在熙熙攘攘的人群中认出老朋友的比喻来描绘正念参与呼吸的过程：呼吸可以作为一个友善的提示，告诉我们自己有着接纳当下和有意识地选择自己的行动的自由。乔恩·卡巴金曾做过一个非常漂亮的解读："在这个学习的过程中，我们从一开始就会假设，只要你仍然在呼吸，那无论你感到多么无助、无望或者身染沉疴，你所做的事情中，对的总是会比错的多。"

现在我们已经一起探索了接纳的宝贵价值，再来看看为什么接纳是我们唯一可行的选择。

拒不接纳之重

用吃喝来逃避情绪可能是有意为之，也可能是一种自身意识不到的习惯性行为模式。换句话说，你可能会体验到某种情绪，并且希望控制它。不论你自己是否意识到，用食物来逃避或者扭曲这种情绪意味着你在不断强化一个关键，那就是你根本无法面对自己的感受。

回避体验，或者试图去逃避、压抑或者扭曲某种消极的影响，包括感受、想法以及躯体感觉，都会增加情绪痛苦的煎熬程度和情绪化饮食的行为。

痛苦本就是真实人生的一部分。我们都会面对负面情绪、惨痛记忆以及各种障碍挫折。很多人认为，对他们来说，情绪上的痛苦挣扎要比生理上的疼痛更加令人难以忍受。不满意自己的体形或者体重可能既包含了身体上的不适，也包含了情绪上的难过。那么，如何才能有效应对让人不舒服的想法、感受和躯体感觉呢？

回避和控制的策略也会带来一些好处。我们的祖先之所以能够成功地生存和进化到今天，部分原因就是他们能做到未雨绸缪，并在某种程度上控制自己的生存环境，因而这些应对策略得以留存在我们的DNA里。就其本身而言，无所谓好坏，然而它们确实会在我们的日常生活中造成一些不便或低效。那在什么时候试图去控制环境是有效的呢？如果我们需要聚焦于一个重要的项目，那么去除环境中的其他干扰就是非常有效的行动；如果我们想要减肥，那么限制一下家里的甜食和加工过的高脂肪食品的数量也是非常有用的。

但是，试图控制环境往往会事与愿违，而且这种情况通常都发生在我们的做法过于僵化或是当我们把这些招数用到了根本不可能生效的情境中时。举例来说，如果你决定尝试一种非常严格的能够急剧减少卡路里摄入量的节食计划，那你很有可能会在某一天忍无可忍地暴饮暴食，因为这个计划让你产生了强烈的被剥夺感。当我们试图去迅速改变身体里那些本就无法快速改变的部分时，比如衰老的过程，所有的努力也都会付诸东流。下面这个练习可以帮你区分控制策略在什么时候有用，在什么时候无济于事。

练习：控制还是放手 End Emotional Eating

1. 花点时间思考，找到3个你尝试去控制但似乎无法做到的情境，并把它们写下来。

2. 对每一个情境，依次思考一下其中的哪些部分是你可以控制的，哪些部分是不能被你左右的。

下面是一个例子。

1. 我无法控制自己对食物极度钟爱这个事实。
我无法控制其他人对我的看法。
我无法完全控制我对很多活动的享受程度。
2. 我可以让自己只去买健康食品，但是我无法控制我的家人和客人带什么吃的到我家来。
我可以尽量对人和善且做真实的自己，但是我不能控制现实中他人是不是喜欢我。
我可以去做那些我喜欢且能让我感觉更好的事，但是我不能控制在特定的某一天中，我有多享受这些事，也不能保证它们会魔术般地改变我的心情。

剪不断理还乱的感受

我喜欢谏言警句，最爱的一句是：问题本身就是答案。换句话说，问题的实质是我们总是试图去除感受，而不是体验感受本身。举例来说，如果你惊恐莫名、心烦意乱，真正的焦虑感受本身可能并不会真的让你寸步难行，反而是你为了摆脱这种焦虑或者惊恐所做出的行为让你裹足不前，比如不敢去旅行，甚至不能离家太远，也包括过度饮食。更有用的策略可能是去体验这些感受，而不是试图把它们驱逐出去。

我们用来“修复”自己感受的某些方法，会不可避免地让自己的感受变得更强。甚至连我们眼中“控制成瘾”的人，在试图控制情绪的时候往往也是无计可施的。你当然可以把自己的衣柜收拾得井井有条，把孩子们收拾得服服帖帖，可收拾你自己的内心世界或者压抑自己的情感却要困难得多。即便如此，大多数人仍然日复一日地想要修复自己的感受，有谁会心甘情愿去感受肥胖、焦虑、悲痛或者孤独呢？但我们也要知道压抑感受往往会给自己带来更多的痛苦。

练习：放下回避的策略 End Emotional Eating

1. 花点时间思考一下你用来管理自己情绪的那些方法。你是否曾有过为了逃避孤独而让电视一直开着，或者吃更多零食，或者其他一些逃避方法？请尽可能多地列举出你为了逃避或改变自己的感受而尝试的方法。
2. 对你而言，最难以忍受的是什么感受？
3. 你可以怎样尝试着去练习接受这种感受呢？

想象一下，你现在穿着自己最心爱的羊皮靴，在街上大步流星地赶赴一个重要会议。顷刻间，大雨倾盆。你找到一个遮雨棚，在里面躲了几分钟。但是，盼望这场雨赶快结束或者继续躲在遮雨棚里这两件事都不能改变天气状况。你继续等待且担忧着，然后身体逐渐开始紧绷。你担心鞋会被雨水糟蹋掉！但是，如果你继续躲雨而错过会议，那失去的生意恐怕买上几十双这样的鞋都够了。

试图去控制情绪，就像试图让你的靴子在暴风骤雨里保持闪亮干燥一样。你可以竭尽全力去尝试，并且有的方法甚至可能会在短期内有效，比如有时冒雨跑上几步也无所谓。但是如果你真的选择走进雨里，甚至是在雨中翩翩起舞，那又会发生什么呢？如果这场大雨仅仅是你今天生活中的一个小障碍，而且只是你会议的一个小前奏，后面还有更多艰难险阻，但你依然不肯停下脚步呢？

对我们来说，控制情绪的能力恐怕跟控制天气不相上下。让我们这么做试试看：此时此刻让自己尽可能地开心。这挺难的吧？那就更使劲儿地试试看！你发现什么了吗？快乐、悲伤、困惑、失落，没有任何一种情绪能让你随心所欲地收放自如，意志力在这个情境中毫无用武之地。实际上，我们不可能总是能把悲哀忧郁转变成“时时刻刻艳阳高照的好心情”，这样做最终会把自己的伤痛放大成真正的悲惨世界。为什么要作茧自缚呢？为什么要为绝无可能的目标做这种无畏的斗争呢？

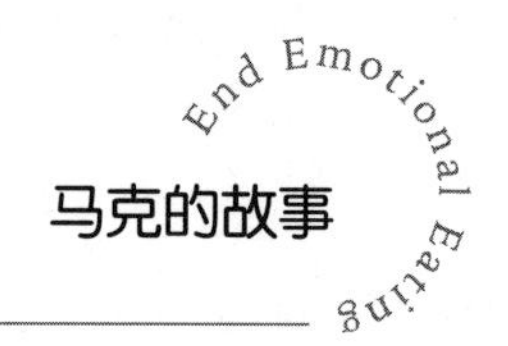

马克的故事

马克在儿时曾经被诊断为注意力缺陷障碍（ADD）。可以理解，时至今日，他还会为安排好自己的生活和集中注意力而费尽心思。马克的工作是销售，因为自己有注意力缺陷障碍，他有针对地制定了一套应对机制，全面考虑所有可能会出现的障碍和问题。

有一天，马克正在赶赴一个十分重要的会议，突然开始汗流浃背。他告诉自己，如果让同事看到自己身上挂满汗珠，会是件非常尴尬的事，希望借此来强迫自己停止出汗。但是事与愿违，这反而让他的汗水出得更多。更糟糕的是，马克感到极度难受，于是就给自己买了一大杯冰啤酒和一个大汉堡，似乎忘记了自己正在赶赴的一个重要会议，也忘记了自己的高胆固醇血症。

马克试图控制自己的身体和焦虑的感觉，这一做法实际上起到了适得其反的效果，而且这早就不是第一次了。对于开会，他早有了一套行之有效的准备方法，但他仍会在重要会议的前后感到身心俱疲。他越来越多地靠着安慰食品、电视和酒精来舒缓自己的情绪。你可能已经想到，他越是想尽办法控制自己的身体和焦虑的感觉，他就越会感受到焦虑，并且在工作中效率越低。就像刚刚谈到的那一次，他越是在情绪上汗流不止，他的身体就越是会大汗淋漓。这真是一个绝佳的比喻，突显了我们尝试控制那些无法被控制的东西时的狼狈。

隐藏感受只会欲盖弥彰

你可能会尽量压制自己表达情绪的各种方法，但是在试图压抑自己的情绪时，你会在心理上体验到更为强烈的感觉。比如，如果你想要尽力回避焦虑的感受，可能你在表面上看起来确实没有那么惊恐了，但实际上你的心率反而会因为你在假装镇定而升得更高。因此，压抑自己的负面情绪并不能给你带来放松的体验，而是适得其反。

研究者们同时也怀疑，试图压抑情绪也会限制我们组织信息的能力。仔细想想看，如果你的注意力全都放在管理自己的情绪表达上，那你就很难聚焦或者关注自己周围发生的其他事情。就像在前面说的马克遇到的情境中，他有时如此专注于尽力表现得镇定，以至于反而没能看到他的同事其实都在全神贯注地看他演说。压制情绪同时也可能损害你跟他人的关系。如果你总是顽固地想去控制自己的情感表达，你身边的人是否还能看出来你实际上在苦苦挣扎？同时，如果你所有的注意力都用在了管理自己的外部表现上，那还有多少精力去了解他们身上发生了什么呢？恐怕就力所不及了。所有这些加在一起，你可能就会越来越感觉到自己被孤立，并且不太可能做出或者表现出对他人支持、鼓励或关爱的行为了。

感受越少，吃得越多

压制情绪为何会让人吃更多的安慰食物呢？一种可能性是压抑行为本身就非常损耗心理资源。你可能在掩藏自己的感受时消耗了太多能量，于是没有了多余的心理资源来监控自己的饮食行为。有趣的是，如果你没有处于节食计划之中，那你就不会在选择食物的时候承受太多压力，于是反而不太会极度渴望食物。

事情的来龙去脉可能是这样的：你开始感到难过，你并不去表达这种难过，而是试图让这种感受消失。于是你控制自己饮食内容的能力就大大减弱，就更有可能去吃那些不利于健康的安慰食物。然后，你对自己狼吞虎咽的行为感到内疚——又冒出来一个负面情绪！来猜猜看当你去压制内疚的时候又会发生什么？每当你坚持自己顽固的完美标准，或者不愿意接纳自己的本来面目时，食物都可以作为一个临时避难所。但是，一旦开始了第一次逃避，你就很有可能会再次选择逃避，往复不休，于是根本不记得这一招从最初就不好使。

如果你不用食物来逃避情绪又会发生什么呢？如果你慷慨接纳并真情面对自己的难过，又会是怎样的一幅场景呢？

人无完人

如果你有完美主义倾向，或者不愿意接纳自己的身体，你总会在自己身上发现各种瑕疵。教授自我接纳的临床心理学家塔拉·布莱克（Tara Brach）在她的重要著作《全然接受》（*Radical Acceptance*）中写道：“不完美并非我们每个人自身的问题，而是作为存在的一个自然而然的部分。”恰恰是不愿意接纳瑕疵本身，滋生了更多瑕疵。僵化地过度苛求自己的体形会让人在食物面前进退两难、挣扎不已，并且往往会导致进食障碍。当你用体形来界定自己，并且不愿意接纳自己身上的某些东西时，就很有可能落入陷阱，试图通过限制饮食和过度运动等严厉手段控制自己的身体。具有讽刺意味的是，严苛的节食计划很有可能会导致你失去控制并开始过度饮食，不论是生理上还是心理上的原因，都有可能引发这种行为。很多人都会在饿上一顿或者结束节食计划之后开始过度饮食：身体和大脑都会在被剥夺之后寻求补偿。

为了改变自己的体形，你曾经尝试过哪些方法呢？有没有哪种方法真的达到了目的，还是它们都事与愿违，并且引发了你更多飞蛾扑火般追逐完美的无效行为？思考一下，在你追求完美的路上到底成就了什么。自己的外在看似比人生的其他面向更容易控制，说不定这才是很多希望自我改善的人都在打身体主意的原因。

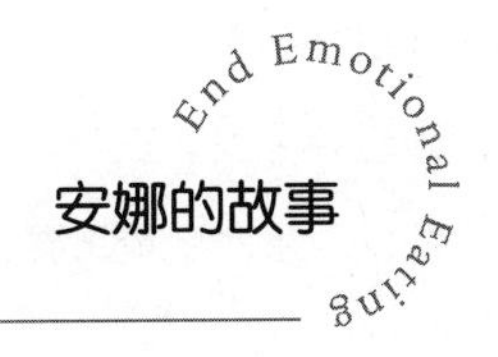

安娜的故事

每天早晨，安娜都会在踏步机上锻炼一小时，然后她会跑步去上班，不吃中午饭，下班后再去健身房练习举重和跑步。这么多的额外锻炼让她自信飙升了吗？完全没有。

在闲暇的时候，她会去研究各家餐厅的点评信息，四处挑选吃饭的地方。晚餐是她尽情享受那些让她心驰神往的美食的时光。安娜花在打扮上的时间几乎跟她工作的时间一样多，她就是自己的全职美妆教练。每天她都会花上几个小时收拾自己的头发、化妆和选择出门要穿的衣服，但是这些辛劳是不是有丰厚的回报呢？比起自己当年学生时代穿着牛仔裤或宽松运动裤以及T恤衫上街的时候，安娜真的感觉更好了吗？其实并没有。

事实上，每当安娜更多地去追求“完美”，反而会感到更不满足。她到底在追逐什么，还是在逃避什么呢？究竟是怎样的感受在驱使她呢？她花了如此多的时间去修饰自己的外表，这好像确实让她暂时逃避了自己的感受，也确实让她吸引了他人欣赏的目光。尽管她觉得自己并不令人满意，还是频频有人对她发出约会的邀请。那些她竭力回避的感受挥之不去，往往变身为惹人心烦的苦恼。安娜对自己体形的吹毛求疵能够分散她的注意力，让她远离那种“自己可能有毛病”的想法的侵蚀。

在治疗过程中，安娜投入了一个被称为“镜像曝光”(mirror exposure)的练习。她不带评判地观察和描述了她在镜子里所看到的一切。她做了一个巨大的转换，从原先自动地用完美主义者的眼光审视自己的身体，变得开始接纳自己最基本、真实的外表。当安娜开始学会接纳自己的外表，并意识到绝不仅是自己的外表代表着她时，她开始感到平静。在学习了很多帮助调节情绪、发展灵活性、完全与当下同在以及发现生命中最重要的东西之后，安娜终于找到了放松的感觉。

有太多像安娜这样为自己的外在绞尽脑汁、永不满足的人。有很多胖瘦各异、体形不同的人无法接纳自己的外形和体重，尤其是在今天这个人人期望自己年轻貌美、媒体占据舆论主导地位的世界，女性的理想体形是如同铅笔一般纤瘦。有趣的是，对外形和体重的过度苛求，往往跟文化中实际上认为具有吸引力的体形毫无关联。换句话说，即便是那些依据文化标准具有理想体形、理当对自己的外表和体重非常满意的人，也会经常感到不满。在当代文化中，体重在健康范围内的人常常希望自己能更轻一些，其他人对自己评判的依据也都是自己的体形以及自己跟食物的关系，而不是自己的人际关系、爱好、事业以及家庭。这种痛苦和挣扎是徒劳无益的：脂肪在身体上的分布情况在很大程度上是由基因决定的，此外，人的身体倾向于保持在一个平衡点上，因而大幅度地改变体重是件非常困难的事。换句话说，你不太能改变自己的腰臀比，至少在不做手术的情况下不行，即使做了整容手术，也未必能做到。你的身体有自己的理由把外形和体重维持在一定的范围内。

过度担忧自己的体形和容貌实际上毫无用处，放大自己体重的心理重量也是自寻烦恼。那么对外表关注的合理程度应该是怎样的呢？如果你有饮食方面的困难，当然需要解决，但是解决问题和强迫性思维或强制性的想法是截然不同的两回事。每个人都会在某种程度上对自己的身体进行检查，但是对外表过于痴迷的人会对自己的身体吹毛求疵且烦恼不已。很多人都会把自己跟那些必须符合某种特殊标准，否则就没饭吃的专业模特或者电影演员进行比较，而演员和模特往往都长期忍饥挨饿、拼命锻炼，而且通常会用整容手术来维持自己的容貌和外形。我们经常把很小一撮极为纤瘦或者“美丽”的人作为自己的比较对象，而不是把自己跟平均水平或者日常生活中的人进行对照。回想一下你自己对身体的检验习惯。

- 你多久称一次体重？
- 你多久照一次镜子？
- 你是把自己的身体作为一个整体来考察的吗？还是身体的某些部位让你咬牙切齿？
- 你观察自己的时候，是用苛刻审视的态度，还是关怀爱惜的眼神？
- 当你查看自己的身体时，你在寻找什么？
- 你有没有过在检视自己的身体之后感觉更好了的时候？

只看局部就是忽视整体。你的身体是一个整体，你的人生也是一个整体。我们可以像选美比赛的裁判那样用批判的目光盯着自己挑毛病，也可以像一位博物馆专家面对一个曲线玲珑的裸女雕塑那样关爱和欣赏地看待自己。每个人都有自己独特的美，艺术家深谙此道，而那些手握卡尺和体重秤的人却视而不见。镜子会误导我们，而且我们能看到什么，在很大程度上取决于我们用什么样的方式和态度去看。我们几乎从来没有用真正客观的态度审视过自己。

有些对自己的外表耿耿于怀的人，应对方法是干脆不去照镜子，不想建立自己的亲密关系，不去沙滩上晒太阳，或者不去买新衣服。人们有可能会避免给自己称重或者承认自己的体重影响到了健康。有的人会在极度担忧和完全逃避两个极端之间反复。

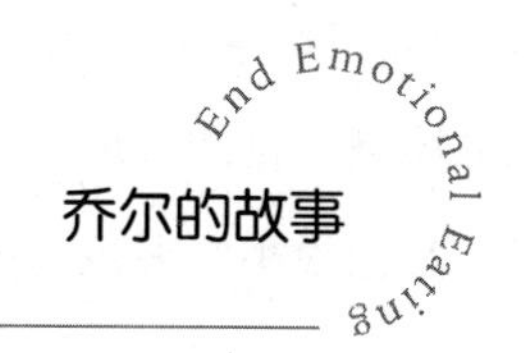

乔尔的故事

乔尔有时候会花上好几个钟头来把自己的皮肤晒成褐色、买价格高昂的衣服、在健身教练的陪伴下锻炼，并遵循严格的节食计划，要么就会走向另一个极端，放任自流随心所欲。当他不去“好好生活”的时候，就会穿上破旧的运动服，留个奇形怪状的胡子，退掉自己的健身卡，然后狼吞虎咽地大吃大喝。他的朋友都对他的体重变化感到惊奇不已：要么就是 160 斤，要么就是 240 斤，来回切换，很少能保持在两者之间。也许有人会怀疑，他对自己和身体的关爱可能跟对自己的折磨和苛刻一样，都无法持久。

当乔尔的瑜伽教练跟他分享了一句咒语“你有身体，但你并非你的身体”时，他深受触动。当他对自己有了评判，他就开始对自己轻柔地耳语：“你有身体，但你并非你的身体。”他发现对于维持自己的体重和生活之间的平衡来说非常重要的一件事就是，提醒自己接纳自己的体形，并且接纳另一个事实，就是他还有很多体形之外的东西。

总结

End Emotional Eating

我们花了一整章来考量控制和回避这两种应对机制。当谈到我们的感受时，研究和我们自身的经验都显示出了这些应对机制不仅是无效的，而且还十分有害：它们南辕北辙，放大了我们的痛苦，把事情搞得更糟。与之相反，接纳才是唯一应对痛苦和不幸、让你完全体验生活的方法。在这一章里，你有机会练习和体验心甘情愿去接纳一些你觉得痛苦的事情。你学习了正念呼吸，用你的呼吸来体验接纳，并且提醒自己这种体验是怎样的一种感觉。你可能对自己之前回避或者试图去控制的一些事情有了新的洞见，也认识到了那种回避和控制策略在哪里有用、在哪里没用。

这种从老的应对方式到新的方法之间的转变可能会让你感到有些危险，研究显示，我们往往会选择一些痛苦但是熟悉的应对方式，而不去使用那些痛苦较少，但是更为不确定的方式。鼓起勇气，对自己温柔；勤加练习，但是不要用完美的标准来苛求自己。你能够逐渐选择去接纳自己的想法、感受、感觉和当前的处境。向接纳的转变可能看似令人疲惫，但是你最终会发现，它实际上增加了你的活力。

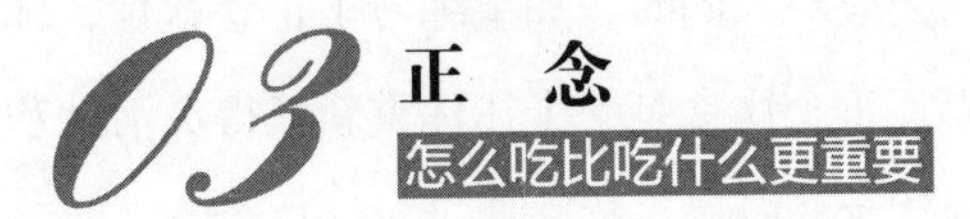

03 正念
怎么吃比吃什么更重要

End Emotional Eating

我们总是感到问题严重必须解决，其实我们应该就此打住。尝试一些不曾做过的事情，做什么都行，就是别急着走上老路，犯同样的错误。

——佩玛·丘卓（Pema Chodron）

想象一下你同意作为一项研究的被试，在一天的不同时段里，你会被问及自己正在做些什么、想些什么，以及当时的感受是怎样的。你可能认为自己所做的事情决定了自己当时的感受，你可能认为自己在海滩上度假的时候比在商业会议上讨论的时候要更开心。哈佛大学的研究者通过 iPhone 手机上的一个应用追踪了 2 250 名成年人，在每天的不同时段询问他们："你此时此刻所想的事情是否跟你此时此刻所做的事情不一样？"研究发现，当人们心中所想的事情跟当前所发生的事情不一样时，人们的快乐程度较低，四处徘徊的心思是最容易让人感到闷闷不乐的。

思维与快乐的关系比与行动的关系更紧密，换句话说，当你的思维没有跟自己当前正在做的事情在一起时，要想体验到愉悦或者达成目标是非常困难的。思考本身是有情绪代价的。在本章，你将学习专心致志地做事，不论是在进食的时候，还是更具普遍意义的，在你生活的所有面向中。

练习正念可能会从几个方面改变你的饮食。它可以增加你对自己的情绪、想法和感受的觉察，你可能会觉得自己更能体验生命中所发生的事情，而不是用食物去应对。同时，如果练习了正念饮食，你也会对自己的饮食本身有更多的觉察。正念饮食是一个让你重新获得灵活性和觉察力的方法，当你专心致志地正念饮食的时候，你会通过每一口食物、每一次咀嚼来关注自己正在进食的食物，同时也会体验到更多的享受和满足。在本章和后续一些章节中，正念都会被当作一个根本的基础，我们通过它来观察情绪、饮食和思维，并且更全心全意地活着。在本章，我们会探索如何开始关注评判、练习正念、观察自己的思想状态，以及对自己的饮食和饥饿体验都用更加正念的方式去关注。

何谓正念

正念是佛教传统和其他东方冥想传统中的核心实践行动，但是正念本身实际上并不跟任何宗教内容绑定，它描绘了一种跟所有宗教传统都非常一致的专注品质。举例来说，神学历史学家告诉我们，自《圣经》时代起，犹太教就有了冥想的传统。当你练习正念的时候，就是在练习有目的地生活，这是跟作为习惯和欲望冲动的奴隶浑浑噩噩度日相反的一种生活状态。

1979 年，马萨诸塞大学医疗中心推出的“压力削减和放松项目”开始把正念介绍到西方的医疗实践中。从那时起，便有很多研究证实了正念对很多生理和心理健康问题都有广泛的疗效。乔恩·卡巴金在他里程碑式的正念著作中介绍了一种练习，就是全心全意地吃一粒葡萄干，在本章末尾，也会有一个相似的练习。专心致志、集中全部注意力地吃一粒葡萄干阐释了一种方式，让你能够慢下来，并且在最司空见惯的食物中品尝到美味。正念对于正在跟食物艰苦斗争的人很有帮助，对那些难以与自己的情绪共处的人的帮助也很大。

实践正念就像在你的人生中点燃了一盏明灯，尽管正念不是即刻便能获得的。你不是“变得正念”，而是通过时间逐步练习实践正念，正念能够增加你的心理灵活性，为你开启新的可能性，并在生理上让你大脑皮层中的前额叶变厚，让你的行动跟自己的目标更加一致。正念本身并不是为了达成某种目标，因为正念实践的基础是接纳。然而很多人确实发现正念能够减轻痛苦、增加快乐，并更能让我们在每一个当下体验生活的现实。

正念是如何减轻痛苦、增加快乐并帮助我们跟当下的所在相接触的呢？如同前几章略有谈到的，当我们不仅是身处当前的困难之中，还为了过去和可能的将来而心力交瘁的话，我们的痛苦煎熬程度就会非常之高。尝试跟当下相处会让我们放下那些多余的包袱，继而使痛苦程度大大降低。

同样的道理，正念也能增加我们的快乐，如果我们做不到跟某件事全然地接触，那么由真正的享受带来的快乐便几无可能。如果你连在休假的过程中，都为假期旅行就要结束而忧心忡忡，那又怎么能尽情享受呢？最后，如果我们做不到跟每一个当下同在，便会发现自己正在对不存在或者没发生的事情作出回应。要想理解这个现象，一个好办法就是想想日常杂念丛生的体验，比如，某个周六，你起床之后的第一个念头是自己起晚了，上班要迟到了。你可能发现自己急匆匆地梳洗打扮，意识不到："喂，今天是周六！"你可能发现自己在一整天里都会有类似的状况，因为你心中的闹钟挥之不去，让你对眼前的现实视而不见。

正念实质上是一种基于有目的的、对当下专注的觉察。正念练习包含了用特定方式来专心关注一个人的情绪、想法、感觉和体验，它要求我们放下自己的评判和控制倾向。我们本身都具有正念的能力，只是需要把自己带回到这种根本的状态之中。实践正念包括选择一个更为开放的立场，并且更加珍视自己充满情感和觉察的体验。这种实践的一个要素是自我调节，就是让你能够把自己的关注引导向此时此刻；另一个要素就是好奇、开放和接纳的立场。我们的思绪有可能从当下溜走，如果有这种情形发生，我们要做的只是轻柔地把自己的注意力再带回当下。

正念可以被非常精确的语言定义，但是最好的理解仍然来自通过实践和练习的体验本身。我们可以坐着讨论滑雪的原理和技术，但是只有在真正去滑雪之后，你才会有切身体验。因此，我将卡巴金的正念公式拆分成了一个个的小元素：关注、带有目标、此时此刻，以及不加评判，以便大家练习。你会发现，正念是一种存在的状态，而不是需要解读的谜题。

有目的地全神贯注意味着你聚焦于自己眼前出现的事物。当你练习正念的时候，每次只会全心关注一件事物。你可能会把自己的注意力从天空转向身边的小鸟，但是这跟多任务的时候将自己的注意力碎片化是两种截然不同的状态，一心多用的时候，你既不会全然地关注天空，也无法全然地聚焦于小鸟。

当你练习正念的时候，既不是逃避，也没有去掌控。你会放弃那种想要控制的欲望。这并不意味着你不在乎，而且恰恰相反，这种品质指的是一种更为明智的关怀。正念描绘了此时此刻的觉察。当然，你的心智可能已经太过习惯于远离当下了。思维喜欢四处乱跑，而在狂奔不止中，要想清晰地思考是绝无可能的。然而，觉察到自己思维的跳跃可能很有好处，当你发现自己没有与当下同在时，这恰恰是一种关注，也是一个很好的帮你进入当下的契机。

正念，就是不带评判的关注。什么是评判呢？每当我们做出评判的时候，就把自己的想法掺杂叠加到了事实之上，而这样做很容易让我们把自己的注意力从对当下每时每刻的觉察上移开，继而错失一些非常重要的信息。举例来说，心里想着“萨姆没回我电话，他肯定是恨我了”就不是一种正念状态。我们其实并不知道萨姆为什么没有回电话，而且这本身并不重要。这种“他恨我”的评判让我们的注意力变得狭窄，并且可能会让我们不再关注近在眼前的美好世界。

我永远不会忘记，当年主治心理医师在面试我的时候打哈欠的那一幕，那时我坚信自己肯定不会被录用了。我所见到的哈欠确实是一个事实，但是那个“他认为我不值得被录用”的结论却是我自己的判断。几天之后，我收到了聘用通知书，这让我感到非常惊讶。就像这个例子所呈现的，判断会给我们带来不必要的痛苦，还会让你对自己和生活中其他人的感觉产生很大的影响。一般来说，愤怒的背后总会有对某个人的评判以及人们“应当”如何行事的判断。

我的很多来访者都会跟我说做评判是很“正常”的。当然，我们每个人都会去做一些评判。但问题是这些评判的有效性有多高。有的时候，基于过去的经验快速做出判断是非常有效的方式，但是在另外一些情况下，尤其是当评判已经成为一种习惯，而且我们忽视了评判本身和事实之间的区别时，评判就会带来问题。仅是你自己认为自己丑陋并不意味着你真的没有吸引力。

正念包含了对于我们的判断并非事实的觉察，第 6 章会对这个主题有更多的讨论。用事实或者对后果、偏好的描述来替代评判会让我们受益良多。比如用事实陈述“漂亮是一个主观性的观念”来替代“我相貌平平没有吸引力”这样的评判；或者用“我想要一个充满关爱的关系”这样带有偏好的陈述，来替代“我现在还没结婚，所以我是个‘剩女’”的评判；用“改变需要时间”来替代“我无法改变自己”。

很多人都对自己的身体、情绪和饮食一直有着非常苛刻的评判，这些评判经年累月地跟随着我们，以至于让我们觉得它们如此真实而无可辩驳。你是否愿意去主动关注一下，有哪些你已经非常熟悉的评判，并花点时间注意一下，它们仅仅是评判而非事实吗？下面的练习就能帮助你针对这些对食物、情绪和身体的评判进行有效的觉察。

练习：注意自己的评判 End Emotional Eating

如表3-1所示，写下那些你注意到的，自己对食物、情绪和身体常有的观点。这些观点在什么时候会出现？如果这些观点是评判的话，用一个更加明确的事实或者一个偏好性的陈述来替代它。在任何时候，如果你发现了一个评判，都可以试着用这个快速练习来了解这种评判是从哪里，以及从什么时候冒出来的，也可以用一个更有效的事实或者偏好性的陈述来替代它。

表3-1 注意自己的评判

何时何地出现	评判	偏好或事实性的陈述

培育正念的实践

你可以正儿八经地练习正念，也可以偶尔随意为之。很多人都发现，同时使用两种方式效果更好。在正式的正念练习中，你可能会学着去发现你的思维平时常到的地方，这就给了你一个把正念觉察带到日常生活其他地方的能力。当随意练习正念时，你就是把对当下的觉察引入了日常例行公事的思维里。

正式练习

营造正式的正念练习的环境，就好比给自己约定一个实践正念的约会一样。正式的正念练习可能需要你在日常活动中留出固定的时间段，专门静坐和观察自己的呼吸。你可能会选择一个固定的地点来静坐，找个椅子或者在地板上放一个垫子，每天早晨 7 点整开始进行 15 分钟的静观冥想练习。找个有利于静观的坐姿会很有帮助，标准的莲花台坐姿[①]我们可能做不到，但是坐得太放松、太舒服了也会让你昏昏欲睡。找到一个中间点最好。另外，还要找一个不会让你分心的地方，或者选择一个不会分散你注意力的地方，坐在电脑或者凌乱的桌子前恐怕会让你更想去“做事”而不是“此在”。如果你想尝试练习正念，又怕自己坚持不下去的话，可以上个闹钟提醒自己每天早起练习。

非正式练习

非正式的练习包括在日常生活中用更加灵活的方法应用正念，仍然是有意为之、诚心正意。可能是在一次音乐会上真正全心全意地聆听；抑或关上电视，合上书本，把你的手机丢到一边，在餐桌前正襟危坐、心无旁骛地进餐。如果你选择练习跟一个朋友正念地谈话，那你可以完全投入这个对话的过程中，任何杂念升起的时候都会即刻觉察，观察到这些思绪但是不去与之缠斗或者被其吸引，只是把心思带回到当下的谈话里。如果你决定在洗澡的时候练习正念，你就要用整个身体去尽量感受沐浴的过程，包括水流、温度和肥皂接触发肤的感觉，不再担忧自己业务会谈中的问题。当那些念头升起的时候，注意到它们，然后将它们忽略，把自己的念头带回到水流的压力上来。

① 即五心向天，盘膝而坐。——译者注

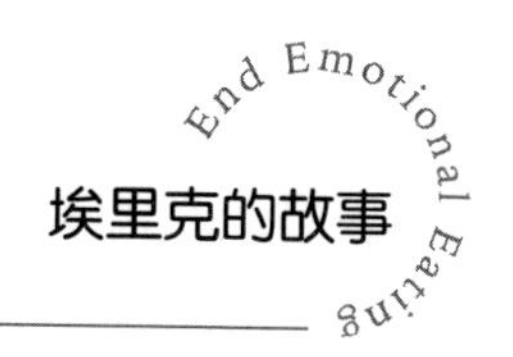

埃里克的故事

埃里克告诉我，他的思维一刻都停不下来，这让他痛苦不堪。他用各种方法来自我麻痹：抽大麻、吃快餐、酗酒。当我问他这些事情到底对他有没有效果时，他告诉我“没用”。然而长久以来，他已经习惯了把自己当作一个彻头彻尾的失败者。为了寻求内心的宁静，他不惜费时费钱，尝试用疯狂的音乐和能影响情绪的药物麻痹自己。但事与愿违，这让他的脑子更加轰鸣不断，生活的道路也是越来越窄。

我们一起讨论了让他尝试正念这个方法，于是埃里克开始尝试着每天正午的时候静观冥想 3 分钟，也开始用正念的方式进餐。经过几个月的实践，他并没有说自己感觉好些了或者思维节奏有所平缓了，他的思维依然狂奔不已得让他恐惧。但是，随着时间的流逝，他不再那么害怕自己的感受了，也对自己的思维模式更为了解。最让他感到自豪的是，他不再被自己过去的坏习惯支配和奴役了，他感到日子也不是一天比一天糟糕了。

End Emotional Eating

如果你愿意，花几周的时间投入正式的和非正式的正念练习会很有帮助。关注一下自己在其中的体验。正念跟健身举重练习非常相似，也需要长期持续的努力才有效果，一段时间之后，正念练习会改变大脑结构。当你考虑开始自己的正念练习时，你可能会注意到自己有这样的想法：“这跟我的性格不匹配，我做不到安住当下”或是“我没有那么多时间”。这些到底是念头，还是事实呢？

练习：体验日志 End Emotional Eating

记录下自己的练习不仅能督促你勤奋实践，更为你提供了反馈信息。你可以用表 3-2 来记录自己的正念练习，不论是正式的还是非正式的。

表 3-2 正念练习体验日志

日期	我是如何练习的	我发现了什么

很多人都发现，把每天定时定点的正式练习，哪怕只有 5 分钟时间，和非正式的练习结合起来进行效果最好。我发现正式的正念练习要比非正式的练习更具挑战性：我更喜欢四处奔跑而不是静坐不动，对我来说，正式的静坐练习很有帮助，当我觉得静坐不动太过困难或者太容易昏昏欲睡的时候，我会选择正念行走，并观察自己的思维。

我们吃东西的时候有多心不在焉

有很多事情会让我们在吃饭的时候分散注意力。研究显示，在吃饭的时候心不在焉不仅会让我们在那一顿饭里吃得更多，还会让饭后的进食量有所增加。饱腹感一部分来自我们刚刚吃过饭的记忆，但是如果我们吃饭的时候心不在焉，记不得自己吃了什么以及尝到了什么味道，就很难记起自己吃过饭了。

一心二用

由于习惯或生活方式的原因，我们常常会在吃饭的时候看电视。我说的不是那种站在微波炉前面草草用餐，而是那种把电视或者其他分散注意力的东西，比如书本、电脑、报纸之类的跟食物并列，从容不迫地边吃边看的情况。我们的注意力被屏幕或页面所吸引，而没在注意自己的盘中餐。在我们现在生活的这个社会里，多任务往往会跟高效率混为一谈，于是这种吃饭的方式反而成了好习惯。并且我们也非常理解，在忙得四脚朝天的时候，确实很难做到把注意力从工作或者其他活动上转移开来，从容不迫地细细品味食物。

吃饭的时候同样也可能被情绪因素打扰。如果我们在吃饭的时候体验到焦虑或者内疚，就会发现自己可能在用其他事情转移注意力，以此回避这些情绪。如果这些跟你自己的体验有所共鸣的话，用餐时间可能是一个非常理想的机会，让你去尝试心甘情愿地注意和接纳自己的感受。

狼吞虎咽

从进化的角度来讲，狼吞虎咽是防止别人把东西吃光的一种非常有效的行动。托老天的福，现代社会中的我们吃饭基本上都是招之即来、立等可取的。吃饭快，主要是因为太忙了。尤其是当我们的注意力从进食行动上分散开的时候，就会吃得更快。对很多人来说，进食成了一个机械性的行为：我们咀嚼食物的动作其实跟敲打键盘没什么区别，越快越好。我们现在的生活确实十分繁忙，节奏飞快，但是狼吞虎咽实际上跟开飞车差不多：很有可能会失去控制。我注意到自己在跟一个快速进食的人一起吃饭的时候，也会被带着吃得很快。这好像是会传染的，要想保持自己的节奏，就必须主动觉察才能把自己的速度慢下来。

再次强调，快速进食可能也跟回避情绪有着很大的关系。有些病人告诉我说，在有些情绪的驱使下，他们会觉得快速地吃某种“禁止”食物是不算吃的。然而，当我们狼吞虎咽地试图把自己的情绪抛到九霄云外的时候，可能就会把品尝食物所带来的其他积极情绪或者体验也一起放弃了，还会很自然地吃得太多。

远离餐桌

在路上或者灶台前吃饭的人肯定都是日理万机的，自然也就吃得飞快。想想看，到一家餐厅就座慢慢享受一顿美味，跟从冰箱里拿出快餐盒站在那里对付一顿，这两者之间有什么不一样？很难想象站在冰箱前的时候，一个人也会全心全意地去体验吃的过程。可能主动寻找营造有益于享受饮食的环境会大有裨益，比如一个精致整洁的餐桌肯定比你汽车的驾驶座上要好得多。

对饱腹感缺乏觉察

有很多原因可能会让我们并不真正了解自己吃饱或者饥肠辘辘的感受。布莱恩·汪辛克（Brain Wansink）在他的著作《瞎吃》（*Mindless Eating*）中叙述了他和同事设计的一个情境，他们在餐桌上的汤碗下面埋了一根管子，不停地往碗里加汤。人们在不知情的情况下，每个人都喝了整整三大碗！

并非只有生理上的饥饿感会左右我们的饮食，情绪、人际关系以及认知变量都会产生很大影响。在饮食的历史上，过度饮食、情绪化饮食都可能是我们了解自己生理食欲的障碍，我们往往只对极度饥饿或者饱足的体验比较熟悉，饥肠辘辘或者饿得头昏眼花，接着就是吃得昏天黑地、撑得东倒西歪，连喘气都费劲，还要把裤腰带松一松。

对情绪缺乏觉察

如果你会习惯性地用饮食来阻止自己的感受，那你可能会混淆饥饿和情绪痛苦之间的区别。如同我们在第 1 章里所看到的，饮食可能会被当作一种从情绪里逃避或者解脱的手段。当你开始觉察到自己的情绪时，你可能就会选择除了自己习以为常的习惯之外的其他应对办法。

缺乏对所吃食物的了解

我们之中的很多人都会在饭馆吃饭，或者买加工好的食物。这种情况下，要想了解这些食物的相关营养信息或者控制食量就比较困难。如果连自己吃的是什么都不太清楚，那我们就不可能专心致志地去体验整个吃的过程。

最近，我住的地方附近有几家餐馆开始公布他们菜品的营养信息了，当看到一块蛋糕里居然有 800 卡路里热量时，我非常震惊！尽管如此，从正念饮食的角度来讲，这的确是个非常有价值的信息。了解每种食物的实际成分及其中的热量意味着我们能够面对和接纳这个食物，并且自己做出选择。而这个选择未必是“我不能吃蛋糕，因为它的热量太高了”。一丝不苟地计算每一卡路里的热量或者将一切富含热量的食物都拒之门外，还是想吃什么就吃什么，对营养信息视而不见，其实在这两个极端之间，有着大片的灰色地带。嘴里吃着一块蛋糕的同时，心里对蛋糕的热量耿耿于怀肯定不是正念的做法。一个更为切合实际的态度既包含了对食物的配方、营养素和热量有着基本的了解，也包含了对食物的态度和判断上的灵活性，还有对分量大小的注意，以及愿意慢下来细细品尝食物味道的态度。

练习：我在进食的时候正念吗 End Emotional Eating

拿出一个笔记本，回忆自己在上一周里的一个或者几个漫不经心吃饭的情境。

1. 不做任何评判，描述一下你关注到的或者能记起来的行为事实，到底是什么让你无法专心致志地吃东西。
2. 在漫不经心地吃东西时，你的情绪是怎样的？
3. 简要描述一下漫不经心地吃饭对你的体验有什么影响？

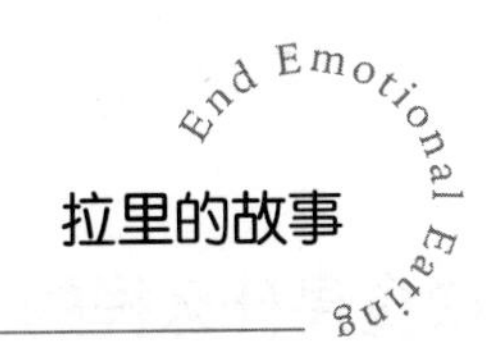

拉里的故事

拉里总是日理万机。他工作繁忙，还要照顾年事已高的双亲，同时他还是一个狂热的高尔夫球玩家。他常常在自己的办公桌上吃饭，通常能在不到 4 分钟的时间里把午餐消灭干净，还能同时查看自己的电子邮件，甚至偶尔回个电话。在一次治疗谈话中，我们讨论了他该如何安排自己的饮食，包括准备面包、熟食肉类、生菜、酸黄瓜、薯片、苏打水和香蕉等所有细节，一丝一毫都没有放过。他坐在那里花了几分钟的时间感激那些对自己的午餐贡献力量的人，其中有农民、运输工，还有杂货店老板。

日常生活中，我们无法注意到食物的加工过程和色香味，以及每次咀嚼的感受。我们总是急急忙忙，没时间尽情享受一顿美食所带来的复杂感受及其蕴含的深意。当拉里开始关注自己的午餐时，食物给他带来的享受和饭后的满足感都得到了显著提升。在正念地吃掉一个三明治之后，他注意到了自己的饱腹感，发现没必要再去吃一包薯片或一个香蕉了，他开始把这两样东西放到晚些时候再吃。放慢速度也让他意识到自己带的苏打水太甜了，根本不解渴。他也知道了自己这匆匆忙忙的一顿饭里到底吃掉了什么成分，他过去只知道“6号外带餐”是小卖部里一个味道不错的外卖套餐。作为正在扩大的主动觉察的一部分，当他做出决定的时候，也调查了一下它的营养成分，结果瞠目结舌：6号餐里的三大片酱牛肉、碎猪肝再加上俄式酱所带来的卡路里和胆固醇比心脏病医生建议他一整天吃的量还要多！[①]随着这种觉察的产生，他发现自己其实吃一个两层牛肉的三明治并且不用俄式酱和猪肝，就已经吃饱了。

正念饮食是什么样的

吃饭的时候，你可以囫囵吞枣也可以细嚼慢咽。正念饮食描绘了一种在进食的时候完全觉察自身体验的行为实践。你可曾注意过我们在做饭和吃饭上所花的时间相去甚远这个事实？正念饮食不仅培养了我们对饮食的感激，也大大提升了我们的满足程度。

好好坐下来吃饭

我上小学的时候，为了欢庆学年结束，老师带我们去了一家冰激凌店。里面有好几个人都在站着吃冰激凌。老师用毋庸置疑的权威口气命令我们：“小朋友们，我们每个人都必须找一个椅子。野兽才站着吃东西呢，我们是国

① 本书英文版成书于2012年，根据2016年美国和中国的最新版膳食指南，胆固醇不再被列为饮食中需要控制或者关注的成分。因为目前的研究表明，人血液内的胆固醇含量主要来自体内合成，来自食物摄取的比例不到20%。胆固醇高主要是由慢性脂代谢异常导致，与人的身体状况和基因有关，控制胆固醇的摄入量并不能有效降低胆固醇。——译者注

王。”就跟练习正念的时候最好找一个合适的姿势的道理一样，用适合正念饮食的坐姿吃饭也同样重要。到处都能找到椅子，所以请坐下来好好吃！

大方致谢

在开始大嚼之前，花点时间注视你的食物，在酒足饭饱之后，再花点时间关注自己的躯体感受，这样做可能会给你带来意义感甚至是庄严神圣的感受，而不是之前有可能产生的羞耻感。我很喜欢提醒自己，食物不是自己从天上掉到我盘子里的，在这个还有很多人食不果腹的世界里，我能够酒足饭饱实在是运气很好。这个练习不是为了对我们自己进行道德评判，认为自己不应该得到，或者让我们为忍饥挨饿的人感到难过，而是要让我们意识到自己所拥有的一切，哪怕只是短暂的一刻。你可以为此感谢上天垂怜、农业技术、哈根达斯或者家里的女主人，只要这个练习能对你有所帮助。

拍张照片

也许你认为只有美食家才会给吃的东西拍照片玩儿。实际上，很多跟暴饮暴食作斗争的课程都鼓励大家做饮食记录，这是个极为重要的工具，能让我们盘点自己吃过的食物并增加对自身食物消耗的觉察。然而，在心力交瘁地工作了一整天之后，要想精准地回忆起自己吃了什么喝了什么，可能十分困难，而且因为时间有限、精神疲劳，有可能还会让自己羞愧难当。保持记录一个精确的食物日志的确非常困难。

在 2008 年进行的一项研究中，威斯康星大学麦迪逊分校的研究者莉迪娅·塞佩达（Lydia Zepeda）和戴维·迪尔（David Deal）鼓励实验参与者在吃掉食物之前给它们拍个照。那些给食物拍照之后才吃饭的人实际上被迫暂停了一下，并在进食之前思考了一下他们所做的选择。为了拍照而延迟进食，给了我们一个在付诸行动之前考量自己的情绪和欲望的机会。放慢速度，拍个照片，还有就是回顾一下自己每天的饮食情况，并注意到情绪化饮食，这些因素组合在一起能让我们在增加饮食选择范围方面获得惊人效果。

放慢速度

不论身处何地或者跟谁在一起，你都可以通过放慢吃饭的速度来练习正念。只有在吃完东西大概 20 分钟之后，我们才会开始感觉肚子饱了，因为你的大脑和胃部需要这么长的时间才能够就饱腹感达成一致。如果我们放慢速度，就能观察到自己生理上的饥饿程度，并且只有在真正感到饥饿的时候才会继续进食。当你想要狼吞虎咽、在吃饭的时候分心去做其他事情或者心不在焉地进食时，放慢进食的速度会迫使你去培养自己的接纳能力，并练习在吃饭的时候把自己的心智带回到此时此刻。

每吃一口都细心觉察

想象一下，你在吃一盘丰盛的沙拉，里面有生菜、西红柿、牛油果、火鸡、羊乳酪、玉米，并且配了口感细腻多汁的沙拉酱。你可否注意到了生菜的颜色或是西红柿的形状？你能不能体味到自己嘴里各种不同食物的口味？你对自己所吃的每一口都有所觉察吗？在你每次把叉子放进嘴里、咀嚼和吞咽食物的时候，是否能区分每一种食物不同的形状、口味、质地、香味和感受？如果在你吃完一大口之后，有人让你确认你吃的东西里面都有些什么，你能在某一口中指出一个小小的玉米粒吗？我们往往吃得太快，来不及去注意。再回过头来想想看，我们可能会花上几个小时去准备食物，但可能在吃的时候反而草草了事，连品尝自己的手艺都来不及。可是吃东西本身才是真正值得享受的，我们为什么要买椟还珠呢？

练习：正念而专注地吃一口 End Emotional Eating

练习正念饮食的方法之一就是一次只吃一种食物：一块棉花糖、一块巧克力、一粒葡萄干、一个新鲜草莓、一块薄荷糖，或者其他你选择的一口就能吃完的东西，就仿佛你之前从来没有品尝过甚至没有见过这种食物，去掉一切评判，寻求此时此刻全身心的觉察。如同之前的正念练习一样，在做这个练习的时候，找个舒适的坐姿，在计时器上设定5分钟的时间。当然，你的思绪还是有可能飘来飘去，那就再把思维带回到当下的食物跟前。这个练习的一部分灵感来自乔恩·卡巴金。

1. **用眼睛看：**把你选择的食物放置在手心，花点时间细致地观察它。你可能会注意到它的颜色、光线照在什么地方，以及它表面的特征。
2. **用手触摸：**用你的指尖轻轻触摸食物，触碰的时候感受一下它的质地。当它安住在你的指尖时，你可能会注意到它可以被感触的细节，柔软还是坚硬，黏稠还是光滑，湿润还是干燥。
3. **用鼻子闻：**把食物放在鼻子下面轻轻地嗅一下。尝试把食物从鼻子前面移开，然后再慢慢靠近，同时觉察你闻到的气味是不是有了变化。
4. **用舌头尝：**把食物放在你的舌头上，在开始咀嚼之前先停一下，就让它在舌头上待一会儿。你可能会注意到自己想要咀嚼和吞咽的欲望。试着让这种食物在你嘴里从一边移到另一边，并觉察体味一下食物停留在唇齿之际的感觉。
5. **用牙咀嚼：**开始有意地主动咀嚼这种食物。关注出现的味道，注意可能会随时间推移而变化的质地。觉察任何想要吞咽的欲望，然后在真正开始吞咽的时候，继续把注意力有意地放在你的思维、情绪和躯体感觉上。

现在反思一下你刚刚的体验，在笔记本上写下下面几个问题的答案，简短解说或是长篇大论都可以。

1. 当你如此专心致志地去吃一种食物的时候，发现了什么？
2. 你觉得做这个练习的时候跟你平时吃饭的时候有什么不同？
3. 你是否愿意用整整一顿饭或者一次加餐的时间来实践这种带着觉察和正念的吃法？如果愿意，请描述一下这餐饭的内容、桌椅座位的摆放，以及你打算用怎样的行动来关注你的食物以及吃的过程。

关注营养成分

如果了解更多你吃进去的到底是什么成分，你就会对自己的饮食有更多的觉察。很多时候，大家在决定吃什么时是基于自己的想法和感觉，而不是基于事实。举例来说，我的一位来访者让自己相信了一杯奶昔比百吉饼和奶油干酪的热量要低，于是当她喝奶昔的时候，就有很强的被剥夺感，心里想的却是一个大大的纽约烤百吉饼。当我们一起考察了真正的事实之后，就会发现两者的热量其实不相上下。在专业网站上搜集一下关于食物的营养信息，或者找个专家咨询一下，会让你获益匪浅。

关注你的胃口

当我们把饥饿同其他不舒服的情绪做关联时，从心理学的角度来讲，想要真正理解什么是饥饿其实是非常困难的。如果你连自己饿了都不知道，又怎么能注意到自己吃饱了呢？

莫娜说她在公司每次路过自动贩卖机的时候都会买椒盐脆饼干吃，她用自己感到疲劳为合理化的借口。“疲劳”和“饥饿”是两种截然不同的感觉，尽管吃喝往往能让这两种感觉都消失无踪。有很多其他的感受或者情境都会让我们想吃东西，它们阻碍了我们体验饥饿的感觉。同事拿来一块巧克力蛋糕或者自己感到无聊，都有可能驱使我们去吃东西。我们有可能按照端上来的食物分量决定自己吃多少，尽管分量往往取决于我们选择在哪里吃饭，而且可能跟我们是饿还是饱没有任何关系。这时，放慢速度一口一口地品尝可能会让我们更清醒地感受到自己吃多少就饱了，不管眼前有多少东西可以吃。

琳达·克雷格黑德（Linda Craighead）发明了一种“训练人们觉察自己的食欲”的概念。通过正念觉察自身饥饿和饱足的程度，我们可以重新定向自己细微的食欲，还有就是训练自己对中等程度的饥饿和中等程度的饱足做出反应，而不是等到极度饥饿或者撑得不得了的时候才有所觉察。同样，我们在练习去除这种非黑即白的思维方式，即饥饿就是“马上就要饿死了”，饱足就是“肚子撑得要裂开了”。更加中间态的方法是注意到中等程度的饥饿和中等程度的饱足是什么感觉，然后用这种感觉来引导我们的行为。

当感觉到自己有中等程度的饥饿时就去进食，是件非常重要的事。如果你等到极度饥饿的时候再去吃东西，很可能就会饮食过量。同样重要的是，对于中等程度的饱足感做出反应，而不是一直吃到自己觉得完全吃饱了才停止。要记住，我们从吃饱了到能够感觉到饱之间还有 20 分钟的时间差。同时做到这两件事就会事半功倍，但是只做到一件也对我们很有好处：即便你用吃喝来应对的是情绪而不是饥饿，你也有可能因为注意到了中等程度的饱足而防止自己饮食过量。

如果你觉得因为情绪上的原因，习惯性地饮食让你没法注意到饥饿或者饱足的信号的话，那你可以试试看设定时间，每日三餐外加几顿简餐的方法，这样你就不会有很长时间没东西吃。时间安排和规划会创造出一个环境，吃饭是被时间表影响的，而不是被情绪影响的。在准备餐食和加餐的时候，选择合适的分量，尝试着正念地去吃。前面给出的几个练习可能会帮助你创造一个从容适度进食的环境，包括坐下来慢慢吃，在吃掉之前给食物拍照，哪怕只是在脑子里拍。当你习惯性地情绪化饮食时，做到适度饮食可能会很困难。举例来说，情绪可能会说服你在还没吃完眼前的东西时再要一份。一份合理的计划能帮你规避情绪化推理。

练习：正念觉察饥饿感和饱足感 End Emotional Eating

如果你想练习食欲觉察，可以拿个笔记本记录一下从开始吃饭到吃完饭的整个过程中，自己的饥饿和饱足程度。练习觉察自己的饥饿感和饱足感能帮助你发现自己的“最舒适点”。使用表 3-3 来记录你在正餐或加餐前后的饥饿感和饱足感。用从 1（代表极度饥饿）到 7（代表撑得需要松一松裤腰带）的刻度记录两次，一次是在开始吃之前，一次是在刚刚吃完之后。如果你给食物拍照，可以把这些信息也放到照片旁边做注脚。

表 3-3　正念觉察饥饿感和饱足感

时间和地点	餐前饥饿程度	餐后饱足程度	正念的程度	观察

关注你的情绪

除了关注心理上的饥饿之外，关注自己在进食时的情绪状态也能获得很多重要信息。你可以像第 1 章中描述的那样，练习观察自己的情绪，并为情绪打上标签。

除了关注特定的情绪以外，你还可以关注一下在什么地方或者什么心理状态下，能够把握自己的情绪。我们都会在各种心理状态里游来荡去，可以练习在任何时候去正念地关注那些被我们禁止的状态。没有哪种心理状态是永远适宜的，哪个状态最好取决于具体情境，这一点后面还要讨论。

三种思维状态

众所周知，情绪会影响我们的饮食，而饮食和情绪的很大一部分都可能被我们的思维状态影响。当我们对自己的思维状态没有觉察的时候，我们的行为可能会不经意地受到这些思维状态的影响而不自知。对自己心理状态的正念觉察给我们带来了更多专心致志、有目的行动的能力：如果我们能够正确识别自己处于哪种情绪状态的影响之中的话，就有可能选择放慢速度并特别关照一下自己的情绪；如果我们生机勃勃、精力充沛，就可能会选择去享受这种情绪，但同时也会意识到这时做出的计划有可能过于乐观。诸如此类。

加州大学洛杉矶分校医学院的临床心理学教授丹尼尔·西格尔（Daniel Siegel）[①]呼吁大家觉察自己内在作用的“第七感”。当你练习自己的第七感时，可能会注意到，有时你处于“理性化思维”状态下受逻辑的支配；但有时你会发现自己处于“情绪化思维”状态下，决策受到情绪、情感的左右；还有时你能够把理性和情绪融合在一起，进入被称作“明智思维”的状态，如图 3-1 所示。

① 美国著名积极心理学家丹尼尔·西格尔提出的“第七感”概念，为情商与社交商提供了理论基础。这一概念在他的里程碑式著作《第七感》中有详细阐释，该书中文简体字版已由湛庐文化策划、浙江人民出版社出版。——编者注

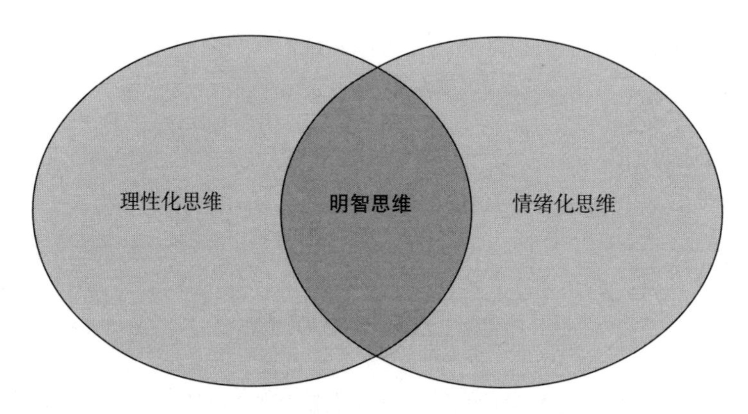

图 3-1　三种思维状态

在理性化思维状态下，我们能明智地做出决定，用事实依据来影响自己的选择。当思维在理性化状态下运转的时候，我们会基于事实做出与饮食相关的决策，比如“现在到了吃饭的时间了”。与之类似，在理性化思维状态下，我们可能会依据后勤保障配套设施的状况来决定自己到哪里居住。

在情绪化思维状态下，我们往往会感情用事，让情绪左右我们的思考和行为。当我们欣赏一幅油画或者与情人温柔缠绵的时候，很有可能处于情绪化思维之中。当我们在清晨被闹钟吵醒，明知自己需要起床了却按下“再睡 10 分钟”的按钮时，可能也是在情绪化思维的状态下。情绪化思维会引诱我们在工作的时候拖延着不去做，却在网上疯狂购物。

当然，这肯定不是非黑即白、非此即彼的。举例来说，如果你是一位艺术评论家，那么当你审视一幅画的时候，也可能是在理性化思维模式下。如果你很容易陷入焦虑，那你即便在与爱人亲密的时候也可能使用理性化思维，分析自己的行为或者评估自己伴侣的经验。你也可能在同样的情况下，在两种思维之间来回波动。与此类似，你可能会因为理性而决定吃东西，却在情绪的驱动下暴饮暴食。练习第七感的目的就是让你能够注意到自己处于怎样的思维状态之中。

明智思维描述了一种既富有理性又带有情绪的思维状态，可能会让你产生一种直觉的感觉。举个例子，当我们要买房的时候，可能会看到一个理智上觉得值得购买的房子：地点非常合适，价格也合情合理，情感上也觉得愿意购买，因为喜欢它的外观，并且有家的感觉。当我们进入明智思维状态时，头脑和心灵是和谐一体的，它是我们内在的指南针。有的情境需要我们理性，另一些情境则需要我们的情绪，而有的决定需要理性和情绪的结合。明智思维能够在做出人生重大决策的时候帮助你做出最好的决定，比如事业抉择、选择朋友以及灵性道路。

有时候，我们可能会通过有意识地把情绪增添到理性之上，或者把理性增加到情绪之中，来让自己做出更好的决策。举例来说，如果你感到抑郁，那情绪上你会觉得疲惫且不想做任何事。当你把理性引入自己的决策过程中时，你就会想到过些时间之后，你可能会有什么感觉，或者记起你总是在出去遛弯之后就会感到更加精力充沛的事实。或者，如果你正想去做一个项目，但是理性上知道这会花费时间和金钱，你可能需要情绪的帮助来告诉自己，你对这个活动有多么投入。综合考量这两种预设意味着你有能力识别自己的思维支配状态，继而能够更容易地去选择不偏安一隅，只被一种思维状态所引导。

举个例子，我有一位可爱的来访者叫伊莱恩，她曾经考虑要上一个课程，学习如何教授被监禁的人学习文学。这个课程需要花费不少时间和金钱，而且伊莱恩已经 76 岁高龄了，因而后勤保障也是个问题。在我们一起讨论的时候，她正念地思考了跟那些失去自由的成年人一起读书所带来的情绪体验，这让她决定勇往直前坚持下去。她并不是要对合情合理的顾虑视而不见、听而不闻，比如时间、金钱和后勤上的困难，而是能做出一个更为周全的决策，这些障碍不足以让她放弃自己的期望。

因此，正念能够让你关注自己的思维状态，并基于自己的觉察来做出选择。当理性化思维更合适的时候，你是否反而会被情绪化思维左右？当你在尽力跟一个情绪性的话题做理性的探讨时，关注一下："嘿，我现在在情绪化思维状态里面呢！"这样一来，可能就会大大降低你冲动的话语成分。即便仅仅是给自己的思维状态贴上个"情绪化思维"的标签也可以帮助你接触自己的理性化思维，因为贴标签这个行动就是理性化思维的产物。下面的练习可以让你体会一下，注意到自己的思维状态是个什么样子。

练习：关注自己的思维状态 End Emotional Eating

找一个笔记本，尽力回想下面的每一项，不带任何评判地描述每一个情境，仅仅写出事实。

1. 你在情绪化思维状态下做决定的时候。
2. 你按照理性化思维行动的时候。
3. 你采用了明智思维的时候。
4. 你发现自己处于一种不是很有效的思维状态中的时候。描述你是怎么注意到你的思维状态并练习着转换到另一个思维状态的。

很多人都担心自己没有明智思维，或者把自己看作不是过于讲逻辑就是过于情绪化。但是每个人都有明智思维，想要运用自如只需勤加练习。玛莎·莱恩汉用了这样一个比喻："病人看不见自己的心脏确实是事实，但是这并不代表病人没有心脏。"

你是否能够回忆起你曾经在明智思维状态下做出决定的时刻？并不一定非要是什么重大决策。你可能会记起自己因为非常害怕可能会罹患癌症而备感焦虑，这感觉一直在心头挥之不去，尽管如此，你仍然会硬着头皮跟自己的医生约见体检。即便你的情绪化思维，包括你的恐惧、焦虑可能会对你说不要去约见医生:“大概没什么大不了的。”可能那个时候你的明智思维站出来给予了忠告:“无论如何我都应该去检查一下才比较稳妥。”当你注意到“我被情绪化思维支配的时候就会逃避医疗约见”，你就更有可能在下次对自己的健康感到担忧的时候，自如地去听从明智思维的深思熟虑。

当你有着非常强烈的情绪感受时，跟明智思维接触可能就会变得非常困难，就像你在暴风雨中艰难地驾驶着一辆汽车，想看清几米之外的路况都非常困难，就更不要提看到目的地在何方了。你可能需要放慢车速、使用技术设备来保障安全，或者靠边停车等待能见度好些再上路，直到你能够接触自己的明智思维。当你处于情绪化思维状态下时，保证安全可能需要做些事情，例如不在家里放置有可能让自己暴饮暴食的食物，并确保冰箱里始终都有健康的食物，防止自己晚餐只想吃冰激凌。我会在第 7 章里花大篇幅讨论如何应对强烈的情绪感受。

很多人对明智思维的体验就如同狂风暴雨中的一个宁静港湾。慢下来去思忖到底什么是明智的可能会让人感到害怕,因为这需要你跟不确定的感觉共处。勤加练习会很有帮助，下面的练习会给你一些接触明智思维的体验。

练习：接触明智思维 End Emotional Eating

用下列问题来帮助你克服那些难以做出既需要头脑也需要心灵的决定的状态。

1. 识别当前一个你希望自己能够用明智思维来做决策和采取行动的情境。

2. 现在找个安静的地方，或者某个你不会被打扰的地方坐下来，安静几分钟。
3. 在这个情境下，你会做出什么决定或者采取什么行动？这个决定是从情绪化思维还是理性化思维里冒出来的？
4. 你能想出哪些可以反映另外一个思维状态的决策或行动的想法，即如果你倾向于使用理性化思维，那么看看你的情绪化思维说的是什么？反之亦然。
5. 你能不能想到一个行动或者决定是来自情绪和理性的结合，并且跟你的直觉相符？这可能是一个来自明智思维的行动和决定。

关注你的情绪和思维状态

习惯，包括跟食物相关的或饮食行为上的习惯，都是例行公事，且是似乎不用动脑筋、完全自动化的；而正念觉察却是要把我们从这种例行公事中解放出来。因而，如果你发现自己的饮食习惯给你造成了痛苦，一个可能有用的方法就是练习去关注自己在吃东西时的情绪。关注可以让你跟自己的习惯保持一定的距离，继而给你带来灵活性。如果你发现自己全神贯注地沉迷于食物或者自己的身体，这时主动把注意力放到观察自己的思维状态上也会有所帮助。关注情绪和思维状态这两个练习都能给你带来更多的觉察和自由，通过让自己更专注于当下，能让你做出更健康的决定。

当你采用理性化思维的时候，你会在自己感到饥饿时，或是在固定的时间段里吃东西，比如在早晨，即便那个时候你并没有感到饥饿，这样就不会在过一阵子之后挨饿了。理性化思维会让你在处于中等饥饿状态时引导你进食，然后在你体验到中等程度的饱足感时让你停止。

那么明智思维又会如何影响你对饮食的选择呢？也许你现在正在出席一个生日派对，你的理性告诉你，你正在节制甜食。其他所有人都在享受生日蛋糕的美味，而且派对主人不会轻易放过你。在明智思维的状态里，你可能会正念地品尝一两口美味的蛋糕，并会注意到任何悲观念头的升起，比如："我居然已经吃了糖分，一不做二不休，干脆再来点果冻，然后尝尝久违的巧克力松露蛋糕吧！"但是你仍然可以主动做出选择，不会贪图更多甜品，只是简单地关注自己的欲望，明白它一会儿就会飘走。另一个可能就是，你在明智思维的状态下，温和而坚定地拒绝主人的好意，并觉察到自己的内在力量和自豪。

理性化思维可能会在我们去超市买菜的时候起作用。我们都知道，如果把某种东西买回家之后会做些什么。一个利用理性化思维来抗拒诱惑的著名例子就是荷马的《奥德赛》里，奥德修斯心知肚明如果自己听到赛壬的声音就会无法抗拒诱惑，会禁不住调转船头去追逐她，于是他要求自己的手下把自己绑在桅杆上，这样他就能让自己的船继续前行而不是受到诱惑触礁沉没。与之相似，我们可以通过有备而来让自己更加自主，利用各种工具帮助自己坚持，比如任务清单、不在很饥饿的时候去买吃的，以及有计划地选择自己的报偿或者奖励，而不是随机冲动地去找。

有时候，人们会在进食或者餐后感到一种躯体上的饱足感，于是就认为自己饮食过度了，或者又发胖了。有好多情况能引发你做出这种结论，包括生理上吃饱了的感受，自己吃得太多的想法，衣服穿得太紧了的感觉，或者感觉自己的腹部有膨胀感。重要的是要记得，想法和感受并不都有事实依据，所以，如果你感觉或者认为自己很胖，也并不意味着你就真的发胖了。举例来说，如果在一顿饭之前你还感觉良好，饱食之后却觉得自己变胖了，那事实就是，你根本不可能通过吃一顿饭就增加很多体重。因而这种"感觉发胖"的感受很可能是忽隐忽现的，而且跟你的实际体重毫不相干，自觉肥胖的体验往往是情绪化思维的产物。同时，即便你真的超重，总是沉浸在感受里难以自拔也不会让你有什么进展。

你曾在什么时候感到过自己很胖？当这些感觉出现的时候，你还有其他什么情绪或者想法也同时出现了吗？很多人都会在感到悲伤、孤独或者无聊的时候感到肥胖。在你的身体有膨胀感或者在你跟他人进行比较的时候，也可能会觉得自己超重。因而，在感到肥胖的时候进行觉察会很有好处。下面的练习可以帮助你进行尝试。

练习：关注肥胖感 End Emotional Eating

找一个你觉得自己肥胖而难以摆脱的情境，用下面的问题来帮助自己觉察这个情境中的其他因素。

1. 这是怎样的情境？仅仅描绘事实：你在什么地方、跟谁在一起、发生了什么事情，等等。
2. 你在哪种思维状态中？有什么样的情绪，做了什么样的比较，或者有什么样的觉知体验会让你觉得自己肥胖？
3. 如果你再次处于一模一样的情境中，你可能会留意这种肥胖感的哪些地方？又会如何改变它对你的影响？

总结
End Emotional Eating

梭罗目光如炬地写道:“只有我们醒来，清晨才会破晓。”他说的是，我们只有警醒并关注这些时光和美味，才能享受到它们带来的快乐。

在这一章关于正念的概念及练习的讨论中，我们检验了各种情绪、思维状态、评判是如何影响和阻碍我们体验当下的现实的。我们看到了情绪和习惯是如何扭曲我们对饥饿感和饱足感的觉察方式的，同时还联系了放慢速度以及对生理感受的多加关注。我们探索了不同的思维状态是如何在各种情况下运作的，同时也练习了主动去关注我们的思维状态，以及它对我们的决策过程，还有对饮食和体形的影响。练习觉察我们是否处于情绪化思维、理性化思维或是明智思维的状态，不仅能帮助我们改变自己的行为，而且能帮我们改善对自己形象的感受。

在此时此地分心也并不总是坏事，比如当你去做牙根管治疗的时候，不妨转移一下自己的注意力。但是如果我们在生活中总是被未经检验的思维状态指引着，习惯性地采取行动或例行公事的话，就有可能错过很多美好的风景、丰盛的大餐，或是跟自己心爱之人的心动一刻。我可能会酒足饭饱却麻木不仁,也可以选择进行很多觉察，同时适量饮食。

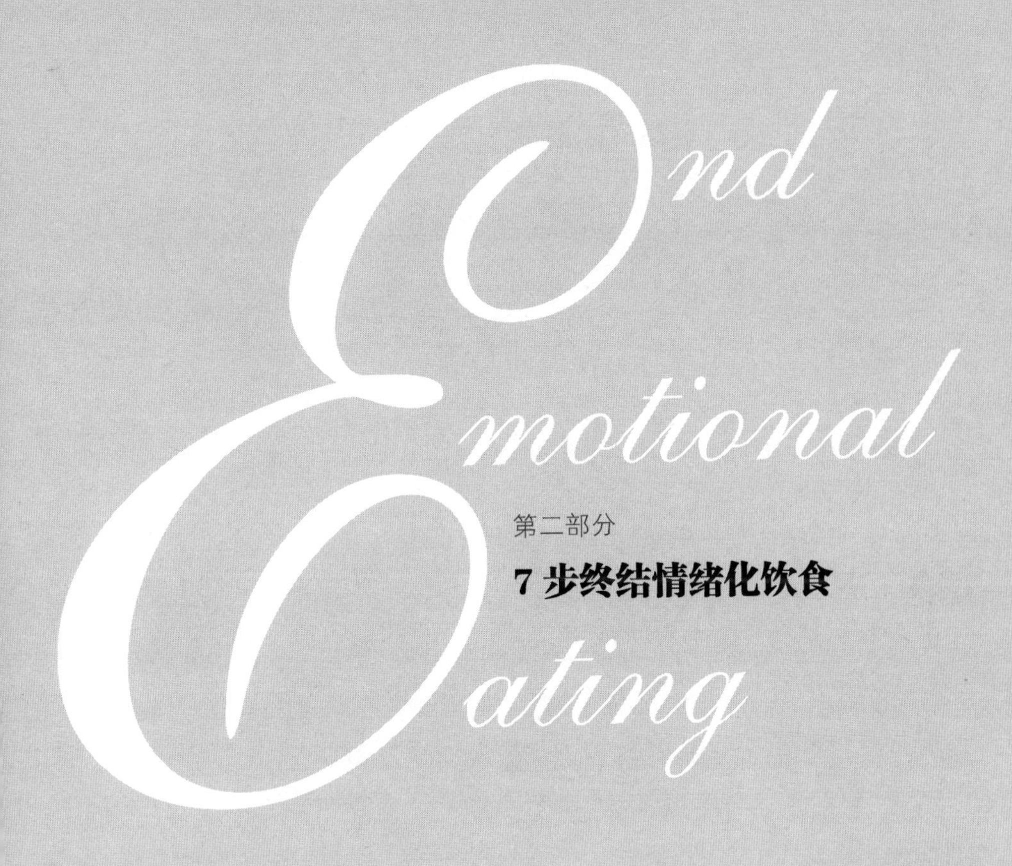

第二部分

7 步终结情绪化饮食

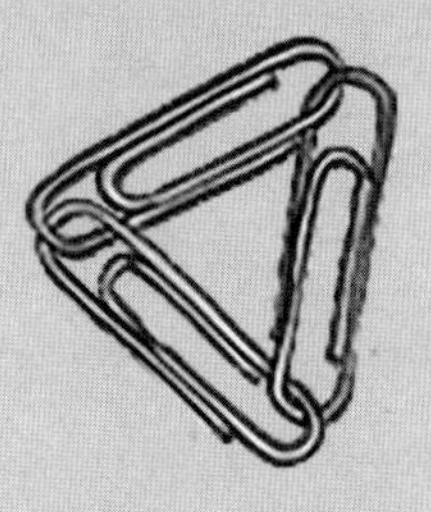

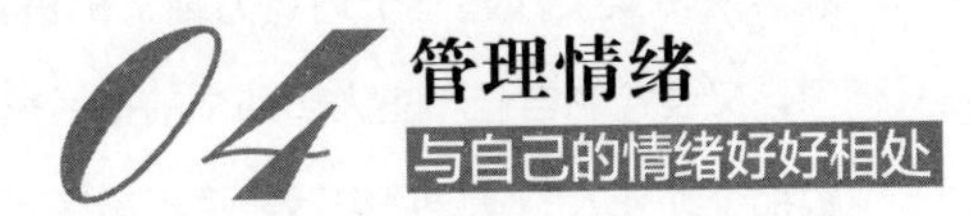

04 管理情绪 与自己的情绪好好相处

End Emotional Eating

在刺激和反应之间总有一些空间。在这个空间里，我们拥有选择自己反应的力量。在反应之中，隐藏着我们的成长和自由。

——维克多·弗兰克尔（Viktor E. Frankl）

你正在杂货店结账的地方排着队，你的购物车里盛满了各种食物。结账的队伍很长，你快要失去耐心了，而且排在你后面的小孩上蹿下跳，他们的购物车老是往你腿上撞。今天本来就够累的了，天气不好还堵车。雪上加霜的是，你早已经饥渴难耐、疲惫不堪，而且你从来就不喜欢逛食品杂货店。你的手机响了，打来电话的是那个饶舌的堂妹。她打电话给你没别的事，肯定就是为了数落你。现在你该怎么办？

- 接电话，表面上礼貌谦逊，内心火冒三丈。
- 骂她几句然后挂电话。
- 不接电话，待会儿听留言，自怨自艾感叹自己命苦。
- 深吸一口气，跟她说现在不方便接电话，告诉她你很感激她体谅你的繁忙。

- 顺手从货架上抄起一个巧克力棒，扔进购物车。你的耐心早就耗光了，又要控制自己不去大骂那个前推后搡购物车的小孩他爸爸，还要跟那个烦死人的堂妹通电话，顾不得许多了。

前三个选项往往和最后一个选项紧密相连。当我们用违心行事、气愤的反应、反刍或者絮叨等方式来压抑自己的情绪时，情绪可能会让我们不堪重负。于是我们就无法跟当下接触，也就失去了选择自己行动的自由。本章，我们会探索如何通过接纳和使用技巧跟自己的情绪相处。

理解情绪

有很多不一样的方式都可能触发情绪，其中包括你的体验、行为及生理反应系统的改变。情绪总是会按照一定的顺序逐渐展开。如果我们理解并且接纳了一种情绪的所有组成部分，就能够通过改变其过程中的某个部分来改变情绪本身。在这个过程中，我们会接纳情绪，同时，如果改变对我们有好处，我们也会朝着这个方向去努力。

基本上，每当我们体验到一些东西时，就会有情绪升起，无论是一个情境、一段记忆还是一个想法。我们会对这个情绪进行评估，即评价和品鉴，继而就会注意到自己的身体发生了变化，想要对这种感受做出回应。每当我们接到一个粗暴无礼的电话、想到最近自己霉运不断、脑海中浮现出生活不公平的想法、开始感到身体紧绷慢慢发热，然后就会感到一种强大的力量，让我们或者去压制这个情绪，或者对某个人怒吼一下来释放这个情绪，或者纵容自己吃份冰激凌来缓解一下。我们的思维和行为都会影响我们的感受，反过来，我们的感受也会影响思维和行为。

如同在第 1 章中所讨论的，情绪往往有着非常重要的功能。然而有时你可能会感到无法管理情绪，觉得情绪造成的伤害远大于益处。在某些情境下，当你体验到某些强烈得难以忍受的情绪时尤其如此。举例来说，对自己的饮食问题感到极度焦虑，实际上可能会让你更加无法合理地去选择饮食，从而增加自己用食物来应对情绪的可能性。

在本章中，我们会探索如何减弱让我们更容易情绪过激的脆弱性，同时也会考察如何通过改变情境、练习正念、关注评价，以及改变情绪中的反应成分来管理情绪。在上面的例子里，你很容易被你招人讨厌的堂妹搞得暴跳如雷，因为你这一天的疲惫和饥饿已经让你受够了。此外，你跟自己堂妹过去的交往和她的阴阳怪气，让你更有可能把她的评论当成攻击。你对此评价“人生太不公平了”和回避式的反应，比如压抑情绪在电话里不表现出来，然后顺手买个巧克力棒，都会影响你对自己痛苦的体验方式。本章中讲述的很多观念都会在后续章节里继续拓展。在深入讨论如何改变一个你想要改变的情绪之前，我们先来探索一下情绪本身，以及更为宽泛的情绪智力的概念。

情绪智力就是觉察和灵活性

我们会对周边环境和事件做出反应，我们可不是白金汉宫门口那些训练有素面无表情的卫兵！事实上，如果我们总是逃避自己的情绪，就永远别想体验到自由的滋味。如果我们最主要的生活目标就是不想感觉糟糕，也就绝不会有机会体验到什么叫作意义。感受来来去去永无休止，如果我们能够觉察、接纳，并且保持灵活性，就能够选择如何去应对，不是沉浸在对负面情绪的恐惧中原地打转，而是确定一个深思熟虑的目标稳步前进。这是一条通向自由和意义的途径。

1995年，丹尼尔·戈尔曼（Daniel Goleman）出版了一本畅销书《情商》（*Emotional Intelligence*），他在这本书中提出，一个人对自己和他人情绪的觉察，以及管理情绪和冲动的能力，对于生活的体验有着巨大的影响。他继而提出，当我们考量智力的概念时，这些与情绪相关的能力也应该被纳入其中，这些能力实际上自成一体，构成了另一种独特的智力。并且，根据戈尔曼的说法，我们可以通过练习来提升自己的情绪智力。

提到情商的时候你会想到些什么呢？社会心理学家约翰·迈耶（John Mayer）和彼得·萨洛韦（Peter Salovey）把情绪智力定义为以下这些能力：

- 精准地觉察自己和他人的情绪。
- 理解情绪和情绪所传递的信号。
- 使用情绪来提高思考能力。
- 管理情绪以达成目标。

让我们来看看，在真实生活里，这些东西是不是管用吧。

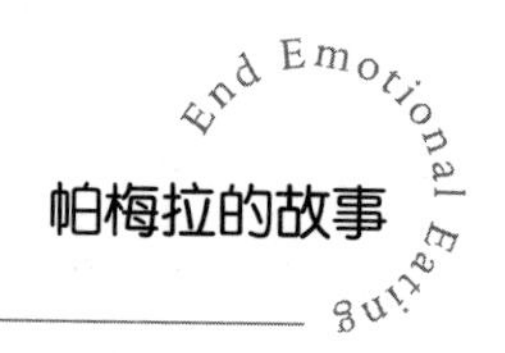

帕梅拉的故事

帕梅拉今年42岁，是一位刚刚离婚的摄影师，她来做治疗是为了更好地理解自己的情绪，希望自己不再被它们压得喘不过气来。一次，在我们每周例行的会谈时，她非常自豪地来到治疗室，说她刚刚遭遇了一个很艰难的时刻，并且使用了她勤学苦练的一些技巧。

她告诉我她最近跟一个名叫格雷格的新相识出去约了几次会，此人在最后一分钟临时取消了他们周五的约会，而且就简单地解释了一句："我感觉不太舒服。"这让她感到自己非常不被重视。当那些诸如"他不喜欢我"的想法出现在脑海中的时候，她立刻就有所觉察，并且做到了不把它们当作事实看待。帕梅拉同样也注意到，在听到这个消息的时候，自己的心跳开始加速，面部也开始紧绷。她注意到了一种让自己回顾之前浪漫关系中的失望情境体验的力量，但是她并未屈服，而是转向了自己当下对约会取消所产生的情绪本身：不知该如何度过今晚，以及害怕自己对格雷格的喜爱得不到回报。刚开始，她想到的是叫个中餐外卖来安慰自己、哭鼻子，然后给格雷格打电话取消原先计划好的本周迟一点陪他去看橄榄球比赛的约会。她本来的想法是："哼！他放我鸽子，我就要以牙还牙让他看看！反正我也不喜欢橄榄球……"

然而，帕梅拉并没有把这些想法付诸实施，而是选择跟自己的感受共处。她意识到自己内心深处依然希望更多地去了解格雷格，因此冲动行事并不符合她的目标。毕竟，她更深层的价值观是渴望跟他人联结、善意待人、富于同情心的。帕梅拉同时也很看重自尊心，因而她决定周五晚上去做一点对自己来说重要的事情，包括陪伴自己 6 岁的儿子。

周六早晨，帕梅拉给格雷格打了个电话问候他。她的语气温和柔软，并且表达了自己希望坦诚沟通的意愿。尽管感觉到对方在她提出这个话题的时候有些不适应，帕梅拉仍然保持了自己的温和态度，而不是退缩或者匆忙地改变话题，并且询问了格雷格临时取消约会是不是表明他对自己不感兴趣。格雷格解释说他得了感冒，同时也希望放慢一下节奏，在两个人周五一起共进晚餐之前增加一些相互的了解。帕梅拉注意到自己在面对模棱两可的结果时会感到更加焦虑，但是她依然维持住了开放和感兴趣的态度，让格雷格也能感受到。她成功地告诉格雷格，自己愿意进一步了解他。

这件事跟情绪智力有什么关系呢？有时候，当下的情况让我们痛苦，于是我们就会急于找个快速但是不健康的解决办法，比如吃安慰食品，或者冲动行事。而帕梅拉所做的恰恰相反，她能够跟自己的感受共处，从中了解到一些信息，然后做出更深思熟虑的选择，温和而坦诚地跟格雷格进行沟通，同时也增加了她的自尊心。她做到了用关爱和关注来善待自己、善待儿子，同时也善待了格雷格。

原发情绪和继发情绪

除了学会给感受打上标签之外，注意到一种情绪是原发的还是继发的也很有用。当你体验到一种自动浮现出来的情绪时，我们称之为原发情绪。继发情绪指的是那些作为对原发情绪的回应而体验到的情绪，也就是对于感受的感受。当你处在一个让你感到有危险的环境中时，你会因此而感到害怕。恐惧是原发情绪。继而，你可能会对这个情绪进行审视，产生某些评判，比如“胆小如鼠的人才会害怕”，于是就导致了继发情绪的产生：更加恐惧，同时还有羞愧和自我厌恶。也就是说，你本来只是害怕而已，但是之后有了想法：“感到害怕是不对的，真可耻！”结果，你就在最初的害怕上又加了羞耻。也就是下面这个公式：

恐惧 + 接纳 = 恐惧

恐惧 + 不接纳 = 恐惧、羞愧、自我厌恶以及更多恐惧

你可曾有过一开始焦虑，后来又为自己感到焦虑而羞愧的体验？或者因为抑郁而抑郁？抑或先是感到悲伤，然后因为感到悲伤而愤怒？当我们去关注一个情绪的时候，尤其要去觉察这个情绪到底是原发的还是继发的。

有一个方法能助你躲过随之而来的大量继发情绪，就是去关注哪个情绪是最先出现的，并且去注意那个情绪给你带来的思考和感受。通过带着接纳的态度去认可，即承认自己的感受，你就会更少产生继发情绪。认可包括把你的情绪正常化，比如思考一下："我因为没有得到那个晋升机会而感到悲伤完全是合情合理的事情。有这种感受很正常。"但是，这不代表你可以认可自己玻璃心的脆弱行为，或者认可自己鲁莽草率的行为。比如，如果你正在改善自己暴怒的脾气，却说："我大吼大叫完全合理，因为我真的很生气。"

不认可的反应包括评判或者不接纳自己的情绪。在本章最开始的例子里，如果你在杂货店里注意到自己感到不开心，可以对自己承认："今天已经发生了这么多事，感到不开心再正常不过了。"当然你也有可能会想："我对这通愚蠢的电话太小题大做了。我太敏感了，真是一惊一乍的可怜虫。"一旦有了这样一个不认可的反应，之后会产生怎样的继发情绪呢？估计是更多的悲伤和羞愧难当。

在这里暂停一下，回忆一下自己曾有过强烈情绪体验，并跟其他人进行讨论的情境。这可能会很有帮助。你能回忆起自己在分享之后感觉好多了的情况吗？对方都说了和做了什么呢？你能想起一个在分享自己的情绪之后反而感觉更糟糕的例子吗？我打赌当你分享情绪体验之后感觉更好，是因为对方认可了你的感受。当一个朋友用接纳的态度聆听你的情绪体验，并对你说"谁都会有这种感觉"时，你会感到被认可了。与之相反，如果你被打断，或者被告知"你太敏感了，这有啥可难过的"时，就会让你感到不被认可。当我们自己对自己不认可的时候，也会产生如同我们对他人讲述自己的情绪体验而不被认可时一样的感觉。

练习：辨认原发情绪和继发情绪 End Emotional Eating

回想一个情境，你注意到了自己的感受，同时也注意到了自己对这个感受的感受。

1. 这是一个怎样的情境？你最初注意到的是怎样的情绪？
2. 你发现自己对这个情绪的想法和感受了吗？
3. 这些想法和感受产生了怎样的继发情绪呢？

练习：关注一个情绪并给予认可 End Emotional Eating

使用上一个练习里的情境，或者找个不一样的情境，关注自己的情绪并练习着去认可你自己，即接纳并理解你自己的感受。

1. 关注这个你所体验到的情绪。你在哪里？
2. 现在，花上几分钟时间真心实意地认可你的体验："因为__________，我感受到______________是非常合情合理的。"这么做的时候，想想看如果是你的一个朋友处于一模一样的情境里，你会怎么说，或者当你分享自己感受的时候，一个善解人意的朋友可能会怎么说，才会有帮助。

当你练习自我认可的时候，就给自己提供了一种可持续的应对原发情绪的方法，同时也就知道了怎么去避开继发情绪的陷阱。每当提到认可的时候，我总会想起一位驯马师蒙蒂·罗伯茨（Monty Roberts），他向人们完美地展示了在训练马匹的时候，理解和认可是最有效的技术。给马匹以认可绝不是用皮鞭来训练。对我们自己也是一样的道理，像对待自己挚爱的人一样对待你自己，能帮你更有效地管理自己的情绪和生活。

情绪调节

周六的夜晚再次如期而至，你一人独守空房。你可能正在独自享乐、品味这份安逸和宁静。又或者，你发现自己陷入了一种评判："我将会孤独一生。"你难以自拔，而你的勺子里却盛满了花生酱。如果你心中难过，你可能会感到有种力量拉着你跳上床抱头痛哭然后蒙头大睡。或者你也可以选择去关注这种难过，以及跟感到难过相关的冲动，然后通过做一些跟难过和哀伤截然相反的事情来改变你的感受，比如听音乐并随之起舞，或者看一部喜剧片。

管理情绪的时候如果遇到困难，会影响你的情绪和关系，还会导致问题行为的出现。情绪调节是一个术语，用来描述那些影响你所感受到的情绪，以及在什么时候、如何体验那些情绪的过程。很多人都会用食物来管理情绪，或者采用压抑、回避的方式来应对，这实际上会让情绪的强度增加。我们会探索一系列更广泛而有效的情绪调节方式。要想有效地调节情绪，一个非常重要的步骤就是在情绪升起的时候关注它，并给它贴上标签，思考这个情绪的功能是什么，就像第 1 章里讨论的那样。

接下来的内容会讨论如何减轻脆弱、改变情境、实践正念觉察以及做相反的事情，所有这些技能都能让你在一个情绪产生和发展的过程中改变你对它的体验方式。图 4-1 阐释了这些因素中的每一个都是怎样给我们带来改变情绪体验的机会的。

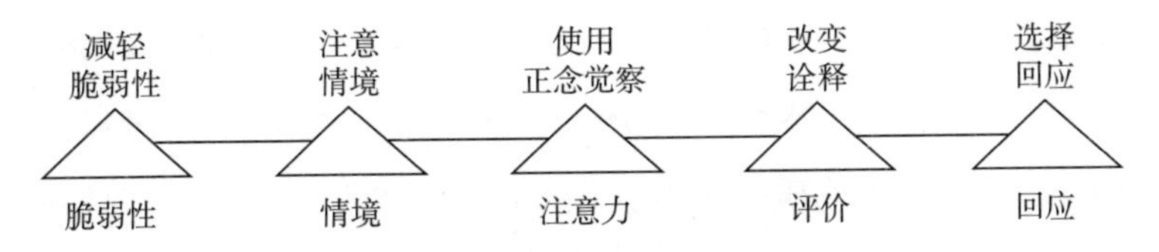

图 4-1　改变情绪体验的技能

脆弱性因素

我们过往的生活和新近的体验都会影响到情绪的脆弱性。举例来说，想象一个情境，你刚刚被某位家庭成员骂了个狗血喷头，然后你的朋友还不回你电话。这时你还能保持淡定吗？如果你朋友不回你电话这件事正发生在你心潮澎湃的时候，又会是怎样一种感觉？脆弱性因素是能够决定我们对某个特定情境如何作出反应的情绪状态。

我们都被自己的特质和生活经历影响着，都会体验到情绪，但是每个人体验情绪的方式确实大相径庭。你可能更倾向于对某种特定情绪或者对所有情绪的体验强度，都比你认识的其他人要强烈得多。有人会说自己感受到的最主要的是内疚，但是另外一些人可能没有那么敏锐的内疚探测器。如果你倾向于比其他大多数人对情绪的体验更为强烈，那你在情绪上就是脆弱的。情绪脆弱的人往往会被自己的情绪压倒，并感到自己毫无能力改变情绪状态。

如果你身边亲近的人里有那种对情绪不认可并倾向于用食物来应对的人，那么当你体验到情绪的时候，就更容易用食物去应对，这也是一个证明合理性的绝佳例子。毕竟，你早已被告知，不论是堂而皇之的还是潜移默化的："有情绪感受是弱者的表现，而大吃大喝是很正常的一件事。"如果你的父亲脾气暴躁，你就有可能觉得自己的愤怒也让你胆寒，继而就会试图避免表达任何愤怒，而选择在自己生气的时候去大吃一通。

不仅是个人的经历会影响我们的脆弱性，生活方式、习惯和最近经历的事都会影响我们对某种情绪感受的敏感程度。睡眠过少或者过多、进食不足或者过量、改变思维状态的物质（比如咖啡因）、生理疾病以及最近亲密关系的紊乱，都可能放大我们感受的幅度。

饮食过少是一种容易导致饮食问题在情绪上和生理上的脆弱性。作为一名辩证行为疗法的治疗师，我经常接到一些受到强烈情绪困扰的人打来的电话。我最先对他们进行评估的要素之一就是最近与饮食相关的行为。很多时候，来访者在情绪危机的过程中都会饮食过少或者过多。很难猜测其中的原委：到底是强烈情绪导致了食欲不振或者暴饮暴食，还是因为热量摄入不足或者暴饮暴食才引发情绪体验更加强烈。当我们饮食不足的时候，大脑就会缺乏葡萄糖，继而让我们做出合情合理决策所需要的意志力不足；进食过多也会影响我们的精力，同时在暴饮暴食之后，很多人也会感到悲伤、暴躁易怒或者羞耻。

在感到自己吃了太多之后，很多人都会尝试限制自己的卡路里摄入量。作为拆东墙补西墙的临时策略，这么做或许管用，但实际上，这么做会制造情绪上和生理上的脆弱性。暴食障碍领域的专家建议在下一餐就立刻恢复正常饮食，防止进入暴食之后禁食的循环往复状态。节食往往会导致你对食物和饮食的极度渴望，由此带来焦虑，而且从饮食限制中催生的欲望往往会导致随后的暴食。

练习：觉察自己的脆弱性 End Emotional Eating

询问自己下面的问题。

1. 哪一种情绪或情境会让我容易由于情绪的原因而大吃大喝？
2. 哪一种习惯会让我更容易由于情绪的原因而大吃大喝？

有很多预防性行为能够帮助你减轻自己的情绪脆弱性。当然，你可以维持一个健康的作息时间、进食适量的健康食品、每隔几个小时就吃些东西以确保自己不会极度饥饿、放弃那些会让你产生幻觉的物质，并对自己潜在的任何生理疾患寻求医疗帮助。

你也可以增加自己对某种特定情绪脆弱性的觉察能力。知道自己如果过度饮食就会备感悲哀，以及在疲劳的时候就会用吃喝来应对，这种觉察都会让你对睡眠和过度饮食特别关注。换句话说，利用你对自己脆弱性的觉察来减轻你的脆弱性。

你能做的另一件事就是练习给自己的感受以合法地位。告诉你自己："喂，我疲劳至极而且刚刚大吃了一顿，当然会感到很不开心。"这样可能会缓和你的悲伤，让它显得合情合理，还能帮助你跟这种情绪共处，而不是花时间反复咀嚼或者对自己备加苛责。

增加积极情绪

增加那些能让你感到快乐的活动，不论是在短期还是长期里，都能减轻你的脆弱性。就像你往自己的银行账户里存钱以备不时之需一样，有意识地在自己的体验里增加积极情绪也是一种在自己处于负面情绪状态时的一个缓冲。人们总是因为自己在处于消极情绪的状态时，缺乏其他缓解的方法才会去吃东西。有意识地在自己的生活里增加让你感到快乐的事情，能降低你的情绪脆弱性，帮助你用其他方式来管理情绪，拓宽自己的注意力范围。

基于正念的认知疗法的创始人津德尔·西格尔，他给我介绍了一种特殊的方法，能够靠近自身的脆弱性。找个机会思考一下自己生活中的日常琐事，粗略地记录下今天的活动和职责。现在，回顾每天的活动，并给每一个滋养的活动，就是那些能让你感到充满活力或者恢复状态的活动贴上一个"N"的标签；然后给那些消耗的活动，就是那些需要耗损你生理或心理能量的事情贴上一个

“D”的标签。

你所做的活动里，滋养的和消耗的事情比例是怎样的呢？可能期望一个完美的“1：1”并不现实，但是如果消耗活动的比例过高，那么增加一些滋养活动会让你有很大的改观，比如静静地聆听瀑布的声音、细嚼慢咽好好品味一顿午餐，这些都能让紧张和痛苦的情绪有所缓解。在我的生活里，我注意到即使在脑海中翻江倒海的时候，早起做瑜伽，然后“睡过头”，闲庭信步慢慢走到我最喜欢的咖啡馆，就能让我每天紧张的生活里出现片刻安宁。

参与愉快的活动

有目的地在自己的生活里添加滋养的活动能够减弱你精疲力尽的感觉，而且积极地参与愉快的活动也能引发你的愉悦感受。规划快乐活动好处多多，为了做到尽情享受，让自己全心投入其中也很重要。当你保持正念的时候，才能真正全心全意地参与到体验中去。你能想到某个让你备感愉悦的活动吗？有的时候，我们的确会感觉很糟糕，觉得没有任何事情能让自己开心起来。这时考虑一下有可能会让自己开心的事情，然后直接去体验，放下任何评判或是期待的束缚，会是件很值得去做的事，因为期待某件事能让你更快乐本身就能降低真正的愉悦感。

一般来说，去寻求那些在短期和长期都能给你带来愉快回报的事是很有帮助的。找一天去看个电影就挺不错的，与此同时，最好再找个能长期降低自己脆弱性的事情，比如跟一个支持自己的朋友保持联系。

什么样的滋养活动能让你感到愉悦呢？我的很多来访者发现，做志愿者、参加每周的学习项目、加入诸如读书俱乐部或者共享兴趣小组等对他们都很有帮助。你也可以考虑日常生活中每天都能做到的愉悦活动，比如四处走走、泡个澡、给自己的桌子上摆一束鲜花、阅读、听音乐、穿漂亮衣服……你能想出7个滋养自己的活动，把它们加进自己每周的生活中来吗？试试看下面这个练习，记录一下你的感受。

练习：增加情绪滋养 End Emotional Eating

规划几件让你感到愉快的事。做完这些之后，如果你觉得对自己有帮助，就用表4-1把自己对这些活动的观察都写在笔记本里。

表 4-1　　情绪滋养记录

日期	计划的愉快活动	我实际上做的事情	正念程度（0～10）	愉悦程度（0～10）	观察：这些活动如何影响了我的情绪化饮食

创造精进感

除了去做让自己感到享受的事情之外，有目的地给自己创造能够体验成就感的机会也很有帮助。坚持不懈地给自己创造那些体验竞争的机会，它们可以被看作你面对无助感的保护伞。

我们会在第5章里更多地讨论精进的问题。

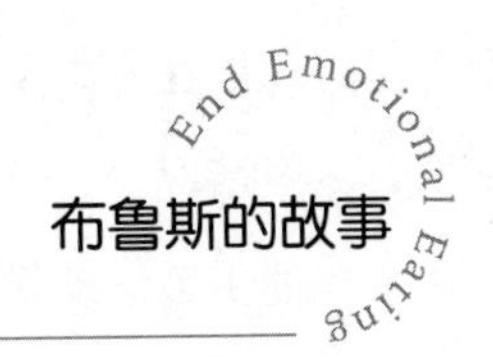

布鲁斯的故事

作为一名交易员，布鲁斯每天都坐在 4 个屏幕前紧紧盯住股票市场的一举一动。他感觉自己卑微、无聊、毫无目标。“我拿了三个学位，难道就是为了整天坐在这里行尸走肉般地一边吃零食一边看着市场动态吗？”他往往会这样抱怨。这种无聊的背后意味着什么呢？布鲁斯是个把挑战和成就感看得很重的人。于是他决心报个日语班每天学习日语，这能给他带来一种成就感。同时他也开始尝试练习空手道，迫不及待地想要进阶到更高级的段位。布鲁斯是个眼里不揉沙子的人，喜欢评判，他最开始对自己这些“不务正业”的个人爱好嗤之以鼻严厉批判，但是这些新鲜的活动给他带来了一个用不评判的立场来练习自我精进的机会。虽然布鲁斯觉得自己在工作中，不论是面对经济环境还是自己的职业发展都无能为力，但是在其他领域里挑战自我并取得进步能大大减少那种自己一无是处的感觉，而这些感觉很大程度上是引发他用高热量零食或者外卖来抚慰自己的原因。

End Emotional Eating

未雨绸缪

总的来说，我们该如何准备应对那些挑战我们情绪的事件呢？很多人都会想象最坏的结果或者不停地担忧，但是有一种名叫“未雨绸缪”的技巧可以作为一个更好的选择。与其被自己脑海中的噩梦所淹没，为什么不去思考那些更切合实际的挑战，并预先规划一下如何减轻自己的脆弱性呢？我认为，想象最差的情况实际上会增加你的脆弱性。

想象一个将来可能发生的艰难情境，比如在感恩节的时候跟自己的家人一起吃饭，或者偶然撞见自己的前配偶。一般情况下，这个故事在你的脑子里会是怎样的呢？我们通常都会设想处理最坏的情境。就像你害怕坐飞机，就老会去想象坠机。你可曾想象过一个更加切合实际的安全落地的情境？你会想象自己在家庭聚餐时，面对紧张的谈话应付自如的情境吗？

如果你知道自己在去吃自助早午餐时，肯定会失去控制狼吞虎咽，那么一边担忧一边在自己的衣橱里找带松紧带的裤子真的有帮助吗？有没有更好的应对方法呢？研究发现，运动员们可以通过想象演练来提高自己的运动成绩。与此类似，那些预先想象自己在某种特定情境下充满信心的人，的确有着更强大的让自己感到自信的能力。

本质上讲，我们在想象去做某件事的时候，所用的大脑区域跟我们真正去做那件事时所用的区域是同一个部分。那为什么要去想象最坏的情况而不去演习一下表现出色的情况呢？你可以预先考虑一下自己在面对与食物相关的线索时能够采用的不同应对方法，或者在面对情绪挑战的情况时应该怎么办。你觉得自己即将面对的下一个跟饮食相关的或者会刺激情绪的情境是怎样的呢？你能如何未雨绸缪，做好预先准备呢？通过预演，我们真的可以改善自己的表现，并且学习一套全新的技能。

与其反反复复地为可能发生的无数种最坏情况絮絮叨叨，还不如去想想自己能做好的那些部分。除了通过视觉想象一切顺利时的情境，你还可以事先规划、仔细准备：更现实地去预期到底会发生什么，并且视觉化地设想你将如何很好地应对。

举例来说，想象一下你跟来自远方的好友共进晚餐后突然感到很孤独的情境。在你们用餐即将结束的时候，服务员走过来问你需不需要把剩下的饭菜打包带回家。在这种情况下，预先准备可能意味着你知道自己将会感到孤独并且不得不过度饮食。刺激控制的意思是理解行为是由刺激本身的存在或缺失而引起的。因而，把剩下的饭菜留在盘子里，而不是去要个打包盒，就能帮助你减少一些情绪化饮食的可能性。防患于未然意味着寻找和觉察潜在的障碍，创造特定的计划来跟它们斗争。

练习：防患于未然 End Emotional Eating

在这个练习里，拿出你的笔记本，依照下面的步骤来强化自己未雨绸缪的能力。

1. 想象一个情境，一个你预测自己会体验到强烈消极情绪的情境，用一两段文字来解释一下会发生什么，包括那些你认为会让你感到不舒服的事情。
2. 写下自己的计划，你准备用什么方法来管理你的情绪和行为。在事情发生之前，你能做些什么准备，在那个时刻到来时，你又能做些什么，以减缓你不舒适的程度?

举一个例子。

1. 周一晚上下班回家之后，我会见到姐姐。我肯定会感到悲伤，因为她马上就要回芝加哥去了。那时夜晚才刚刚开始，我很可能会去找些不健康的食物来吃，因为我感到悲伤和无聊。
2. 我会确保让自己在今天吃正常的食物，这样我就不会那么脆弱，同时我会参加自己社区的过度饮食者匿名小组会议，以寻求外部的支持。我会到街角的报刊亭去买一本自己喜欢的杂志。我会自己做饭，要做得非常丰盛，并且给自己一个提升技术的机会：这个食谱要有一定的难度。我可以身临其境地想象自己走进家门，面对自己的冲动，然后开始看杂志或者给好朋友打电话。

到目前为止，我们已经讨论了几种可能会助你减轻脆弱性的方法，它们都有可能会影响我们体验自己情绪的方式，这些方法包括正念觉察自身的脆弱性、增加滋养的活动、思考如何能让自己精进以及事先做准备。现在，让我们转过头来看看当我们面对某种状况时应该怎么去做。

身临其境时的正念

让我们回到本章开篇处提到的那个例子，你刚刚遭遇了很不幸的一天，但是请稍微倒回去一点再来看看。如果坦然承认自己今天情绪上有些脆弱，那么有好几个地方你都可以选择不一样的行动。你可能会选择等一下，明天再去买东西；或者决定去买东西，但是不跟表妹通电话。在看到来电显示是她的名字和号码的时候，你可以承认："我现在感觉很差。现在不是跟她通电话的好时机，等我感觉好一点之后再给她打回去吧。"我们基于对自己情绪脆弱性的觉察来做出更加正念的决定，就能在自己有足够内在资源去积极应对的时候再去应对这些事情。

我们可能会由于习惯的原因，而非基于我们的内在智慧或者价值而让自己处于某种状况之中。举例来说，如果你发现自己经常在一个没有什么健康食物可供选择的餐厅里吃饭，很有可能是因为你的朋友喜欢这家餐厅，那这就可以是你决心去改掉的一个坏毛病，比如建议大家选一家不同的餐厅。如果你对自己的工作或者亲密关系感到非常不满意，也可以去想一些解决问题的方法，正念地去改善这种情况。正念，在这里的意思就是去除那些评判或者预测，聚焦于现实情况本身，关注自己的情绪，继而觉察自己的目标。如果你做不到正念，就可能会回到老路上去，或者原地打转无法向前看。

练习：关注和改变现状 End Emotional Eating

1. 简单地描述一个你经常遭遇的、会让你产生负面情绪或欲望的状况。
2. 如果观察到自己的思维里对这个状况有任何的评判，用事实或者自己的喜好去替代它们。
3. 思考一些能改变这个状况的方法。
4. 选择一个方法作为首选方案，再选一个作为备选方案。

举一个例子。

1. 周六晚上独自在家让我感到凄凉、孤独，并且觉得自己是个失败者。我去吃个冰激凌吧。
2. 周六晚上独自在家的时候，我之所以可能会觉得悲伤或者孤独，是因为我更喜欢夜生活或者跟其他人在一起。注意，“失败者”这个词去掉了，因为这是一种评判，会让你的情绪更加强烈。
3. 我可以周二一大早就给一个朋友打电话，看看我们能不能去看电影，或者我可以去读一本我一直都很感兴趣的书，这样我就会觉得更有成就感。我可以确保自己只吃健康的零食，然后只吃一份冰激凌而不是吃掉整整一桶。
4. 我会给朋友打电话，也会想一想自己一个人就可以做的其他事情。

正念觉察

除了改变所面对的状况之外，我们也可以在面对痛苦体验的时候尝试正念觉察。正念觉察包含了对当下时刻的觉察和接纳，以及全身心投入此时此刻的意愿，只此一刻别无他念，一次只有一刻。如果你跟自己的兄弟在一起，并且你们之间的关系令你感到痛苦的话，你可能会想："我简直不能相信自己还要在这里待上 3 天。"然后在心里回顾你们俩之间整个痛苦的历程。不过，你也可以选择把自己的注意力聚焦到当下，采用一个非评判的立场。即便完全不去想痛苦的过去，也不去为未来而担忧，当下这个时刻本身就已经让你足够难过了。把自己觉知到的巨大痛苦分而治之，变成一串串的时刻、想法和情感，这是一个通过接纳进行改变的强有力工具。

让我们来看看，在那个杂货店的情境中，增加正念觉察能起到怎样的作用。当你在结账处排队的时候，可以把注意力聚焦在自己的一呼一吸上，而不是去回想自己忙乱嘈杂的一天，评判那些不愉快的时刻，然后不耐烦地一次次看时间。在去杂货店这件事的整个过程中增加正念觉察，可能会让你的心情从忙乱的一天里逃出来放个假。如果你能够正念地关注自己的举手投足和每个脚步，或者不加评判地去观察货架上每个商品的细节或者聆听店里的背景音乐，你就不会再一遍遍地反复重演自己刚刚体验过的那种痛苦和悲伤的情境，它们就失去了力量，即便仅是在一个小小的时刻里，然后再来一刻，然后再来一刻……用下面的练习来尝试正念地安住当下吧。

练习：安住当下 End Emotional Eating

1. 思考一个即将到来的、会让你感到不堪重负的情境。
2. 怎样才能把这个情境一步步分解成一系列的时刻，一次只考虑一个时刻？

正念觉察也包括用接纳的心态来关注你的情绪情感，并为它们贴上标签。当我们正念觉察自己的情绪时，可能会注意到，情绪就像海浪一样总是起起伏伏的。你不会一直停留在一个固定的感受上，甚至连一个小时都做不到。正念觉察是冲动或者即刻反应的对立面，它在状况和你的反应之间为你带来了选择和空间，让你能够注意到自己身体的紧张或者悲伤的感受，并对它进行接纳，而不是伸手去抓一个巧克力棒来吃。

练习：情绪的正念觉察 End Emotional Eating

1. 关注你的情绪，不去评判，不去压制，也不沉溺其中。温和地给它们贴上标签，或许会对你有帮助，默默地或者小声地说："悲伤、焦虑。"
2. 把注意力放在自己身体里对情绪的体验那部分上。
3. 牢记不论感受多么强烈，你的情绪并不等于你自身。
4. 练习去接纳自己的情绪，一个时刻一个时刻地去体验，允许它增强或者减弱，停留或者经过，简单地去关注它，关注它在你身上引发的作用。

对诠释加以关注

我们对某件事的想法、信念以及评价，即诠释，会影响我们的感受。你可能会发现，在一模一样的情境中，不同的诠释会引发你完全不一样的感受。想象一下你的朋友亚利克丝成功地减肥 15 斤，如果你的诠释是“我为亚利克丝感到自豪”，那么你的感受会怎样呢？如果你的诠释是“每个人减肥都比我容易得多”，那么你的感受又会如何呢？你对自己的诠释有正念觉察吗？很多人从诠释到感受的过程如此之快，他们意识不到诠释其实就是一个诠释而已，别无其他。

《高效能人士的七个习惯》的作者史蒂芬·柯维（Stephen Covey）曾经描

述了在纽约坐地铁时遇到的一位父亲，他带着几个特别顽皮的孩子。在那些孩子大叫大嚷的时候，这位父亲似乎完全觉察不到。带着一种诠释，就是："这些小孩完全失控没人管，而父亲却非常不负责任。"你会有怎样的感受？就像我们每个人都能想到的那样，柯维也对此深感愤怒。为人父母怎么可以如此不负责任、没有公德？最终，柯维忍不住温和地接近这位父亲并提示他是否能够对局面稍加控制。这位父亲回应道，他的妻子一小时前刚刚在医院去世，他现在完全不知所措，不知该如何处理这个情况。柯维的愤怒立刻消失无踪，取而代之的是深深的怜悯。如果你意识到这个男人刚刚失去了妻子，这些孩子刚刚失去了母亲，可能就会想："这些孩子正处在水深火热之中。"并对他们备感同情。相同的情境，不同的诠释。

练习：关注诠释并用事实来替换它们 End Emotional Eating

1. 描述一个状况或者情境。
2. 注意到你的诠释。
3. 每个诠释都带来了怎样的情绪？
4. 把你的诠释替换成另一个诠释，或者仅仅是事实本身。
5. 当你使用了新的诠释之后，又会有怎样的情绪呢？

斯坦福大学的心理学教授、情绪调节专家詹姆斯·格罗斯（James Gross）研究了通过重新评估或者说重新构建一个诠释来改变情境对情绪的影响，是如何对主观幸福感造成影响的。重新评估意味着对一个诠释进行改变，这跟情绪压抑完全不是一回事，情绪压抑是指试图通过屏蔽感受来消除或管理一种情绪。

格罗斯和约翰比较了作为情绪管理调节策略，重新评估和压抑之间的区别。他们发现，那些更能对情境进行重新评估的人在自己的生活中有着更多的积极情绪和更少的消极情绪。重新评估需要一个主动、乐观的态度，而那些习惯压抑自己情绪的人更少能意识到自己的情绪，也更少能修复自己的坏心情，并且更有可能觉得自己的情绪不可接受。

重新评估也跟更好的人际关系密切相关。在本章早先的一个故事里，当帕梅拉重新评估了格雷格取消约会的行动之后，才更能全心全意地和自己的儿子共处。她并没有把取消约会看成她不惹人爱或者格雷格不喜欢她的证据，而是成功地把它重新评估成了一个让她得以有更多时间跟儿子亲密相处的情境。

从更普遍的意义上讲，重新评估跟主观幸福感有着非常紧密的联系。一个原因是它跟压抑相比，在时间维度上更加有效。想想一个情绪所带来的后果：一般来说，在情绪体验逐渐展开的过程中进行重新评估的时间，要早于等到这个情绪让人痛苦到难以忍受再对它进行压制。我们甚至可以在情绪正在展开的过程中就考虑自己的诠释，并对自己的感受施加影响。我们所用的方法，就是对自己的脆弱性因素和情绪进行不带评判的关注。第 6 章会更加深入地讨论思维是如何影响感受的，以及如何从思维的依赖中抽身而出。

反其道而行之

所有情绪都事出有因，但是有的时候，把情绪彻底地表达出来并不是最佳选择。例如，你可能有很恰当的理由对自己的老板感到恼火，但同时你也希望保住自己的饭碗，这就意味着把这些怒火完全表达出来可能不是最明智的做法。当你因依照某种感受去行动会吃不了兜着走而不得不去调节某种情绪，或者当你的感受如此强烈以致让你不能应对自如的时候，练习着反其道而行之可能会非常有帮助。

反其道而行之的意思是注意到一种情绪带来的渴求，并且去做相反的事情。有趣的是，做相反的事情反而会改变你的感受：改变你的行为能够改变你的大脑！当你感到恐惧并因此而行动的时候，比如，面对一只狂叫的狗而逃之夭夭，你就会保持并且加剧这种恐惧的感受；而当你感到恐惧却不逃跑，而是与之相处的时候，比如，你逐渐接近这只狂吠不已的小狗，这种恐惧就会减弱甚至消失不见。

很多来访者都告诉我，反其道而行之这种技巧对他们来说非常具有挑战性，也极为有用。事实上，在实证科学研究所支持的对于抑郁、焦虑和婚姻冲突的有效疗法里，致力于采取跟自己的情绪不相干的行为是主要的干预手段之一。当一个人陷入抑郁的时候，就会自我隔离、睡觉或是避免任何活动。与这种悲伤情绪反其道而行之，有意识、有目的地让自己活跃起来，就会减弱抑郁的感觉。在这么去做的同时，你也需要实践正念。举例来说，如果你感到抑郁，于是反其道而行地打电话叫朋友一起出来喝咖啡，如果你跟朋友在一起的时候仍然去想那些让你抑郁的事情，就很难让自己的感受有所改变，你可能会想："她之所以跟我喝咖啡就是因为同情我。"这时，正念地持续检验自己的诠释和重新评估就会让你的感受变得好些。

另一个反其道而行之的例子就是当你被焦虑包围的时候。焦虑会让你回避那些导致你焦虑的东西，于是，几乎所有对焦虑有帮助的方法都包含了去接近那些令人感到焦虑的事物或者与之共处。在婚姻里，当人们开始体验到各种冲突的时候，就会渐行渐远，相互间不再有爱的举动。而相亲相爱本身就是漠不关心的对立面，恰恰能增加爱的感受。当我聆听演说并感到穷极无聊的时候，就会尝试着挺身坐直，离演讲者更近一些，做出更感兴趣的行动，并在仔细思考之后认真提问，然后我就发现自己开始发自内心地感兴趣起来。

请注意，这些例子都描述了一些情境，在其中做出跟情绪相反的事情是合理的举措。如果一个情绪激起的是让我们变得更具适应性的功能，我就不会提出让大家去反其道而行之了。在丧失某些东西之后感到悲痛，在遇到抢劫的时候逃之夭夭，以及离开对自己造成伤害的伴侣，这些都是对我们有益的行为，这时就不要去做相反的事情了。然而，如果你在被抢劫的时候感到过于恐惧而屏声静气寸步难行的话，那做出某些与你的感受相反的事情，比如慢下来然后开始呼吸，就显得合情合理了。首先，正念地考虑一下跟自己的情绪相关的行动是不是有效的，然后再选择是不是需要反其道而行之。

如果你尽管没有做出任何有损自己价值的事情却感到羞愧，你可以试着去做跟羞愧相反的事情。这样做的第一步就是真正去关注这种羞愧的感受，然后看看它想让你做什么。羞愧往往会让我们低下头、回避目光接触并苛刻地批评自己。因而，做跟羞愧相反的事就意味着要昂首挺胸、大方地与人对视，并对自己采取宽恕的态度。当你去爱一个人但是对方并未报之以爱的时候，或者当对方不是你的价值观所允许的爱人时，你可以选择去做与爱相反的行动。爱让我们相互靠近，在一个人身上投入自己的时间和精力，跟对方建立联结，相互倾心交谈并且思念对方。反其道而行之包括远离这个人，并且回避关于这个人的想法。如果你通常的习惯是在情绪强烈的时候去回避或者去大吃大喝的话，做相反的事情就包括跟自己的感受共处，并且特别注意进行正念的饮食。

如果你因为自己的老板没给自己发奖金而感到恼火的话，你的诠释有可能是自己没得到应有的赏识，于是你就会感到非常愤怒。与之相反的行动，包括让你紧绷的下巴放松、放下那些愤怒的念头，并用和善的态度对待自己的老板，这些可能会改变你的感受，而且并不会阻止你最终跟他就这件事交换意见。如果事实的确是你不被赏识，那么显示出适当程度的失望可能会有帮助。然而，如果你的愤怒程度强烈得过了火的话，全面表达这种愤怒就很有可能会让你丢了饭碗，或者伤害你跟一个将来可以给你写推荐信的人之间的关系，在这种得不偿失的状况下，反其道而行之可能会更有帮助。

我们已经看到了几个恐惧、悲痛、爱、羞愧以及愤怒的对立面的例子。你能否想到，如何在你自己的生活里做一些相反的事情来改变自己的情绪体验呢？你可以尝试一下下面的练习，对未来的某个情境进行预先规划，回顾之前的一些情境，想一想自己可以采取哪些反其道而行之的行动，或者现在就去尝试一下做相反的事情。

练习：一步一个脚印，反其道而行之 End Emotional Eating

1. 关注你的情绪并给它贴上标签，注意一下这个情绪促使你想要做出的行为。用从 0 到 10 的量表来表示，这个情绪的强度是多少。
2. 考虑一下，如果你完全按照这个情绪的强度采取行动是否对自己有害，或者那不是最好的选择。
3. 用自己的表情、身体和思维全面地去做跟自己的情绪欲望相反的事，这看起来会是怎样的？描述一下你做出的选择。
4. 在做了相反的事情之后，你注意到自己的情绪是怎样的？

情绪化饮食往往是一种跟情绪相一致的行动，也就是不去做相反的事情。如同早先讨论过的那样，你的行动会影响你的感受，如果你感受到一种情绪，并且你体验它的方法包括了饮食，那饮食就会增加这种情绪体验，就像仓皇逃窜会让恐惧更加强烈一样。以此类推，情绪化饮食并不能改变你的情绪感受，也就不足为奇了。这就跟你感到悲伤于是赖在床上不起来一样。很多行为本身就包含了某种特定的情绪感受，当你感到悲伤的时候暴饮暴食可能是一种跟悲伤相匹配的反应，当你感到愤怒的时候就吃东西可能就是愤怒本身的一部分，当你感到内疚的时候就用某种特定的方式吃东西可能是你报复自己的一种方式。当饮食并不是某种特定情绪的行为表现时，食物有可能就是一种逃避情绪的方式，而这会让这种情绪持续得更久而非有所改变。做相反的事情意味着不用食物来应对情绪，这是一个非常强有力的替代选择。

一种反其道而行之和改变感受的方法，就是改变我们对一种情绪的面部表情。我们在体验到情绪的时候，表情会自然而然地有所变化。根据面部反馈假说（facial feedback hypothesis），面部的活动会影响我们的感受。在一个引人注目的神经成像研究中，研究人员让参与者接受肉毒杆菌注射，注射部位是他们皱眉头时所用的肌肉，在注射之前和之后，他们都被要求模仿一些面部表情。跟注射之前相比，在他们模仿愤怒的面部表情时，肉毒杆菌减弱了大脑里负责情绪处理区域的激活过程，以及杏仁核和脑干部位的情绪体验。

这些发现显示，面部表情可以调节情绪处理过程。通过放松面部表情，你可以改变自己的感受。表达负面情绪以获取身边其他人的支持和关心是有帮助的，但如果情绪过分强烈就会得不偿失，这时你就希望改变自己的感受，观察一下自己的表情，并逐渐转为一种更加放松的表情，可能会很值得。

半副笑容（half-smiling）是一个管理情绪和体现接纳的独特技巧。半副笑容的动作包含放松自己的前额和脸颊，以及轻微地扬起自己的嘴角。如果你有任何紧张的感觉，就是没有做对。想象一下生气噘嘴或者皮笑肉不笑的表情：这两个动作都会让面部紧张。为了做到半副笑容，你要采取一种放松而接纳的态度，舒缓任何面部的紧张，也不要去咧嘴大笑。毕竟，如果你对自己的外貌存在不满，在照镜子的时候挤眉弄眼只能让你更不快乐。放松你的面部表情能帮助你减缓自己的不适。

练习：走路时保持正念的半副笑容 End Emotional Eating

实践正念的方式之一就是去正念地走路。在这个练习里，你可以专注于在行走的过程中带入心甘情愿和接纳的态度，选择一个通常会让你感到紧张的行走路线来练习，比如在你去上班的路上、出差的时候，或者去医院的路上。

1. 出去走走。你可以找个风景秀丽的地方或者经常散步的地方，走的时间可长可短，怎么样都行。
2. 开始注意一个事实，就是你正在行走之中。关注每一步的每一个动作细节：变换身体的重心、交替迈步，以及脚踏在地面上。
3. 注意你肩膀的感觉，把肩膀后仰，让自己昂首挺胸地向前走。
4. 接下来，把注意力集中到自己的面部。
5. 注意一下自己的前额、眼睛、眉毛，以及脸颊上任何紧张的部位。
6. 放松脸上任何紧张的地方。
7. 然后轻轻扬起嘴角，让你的脸在你行走的过程中带上一种心甘情愿和接纳的表情。
8. 保持半副笑容，同时注意自己的呼吸，每一次呼气，每一次吸气。
9. 把注意力从你的身体、腿脚或者呼吸上转移到你路过的风景、听到的声音上。
10. 在行走的过程中，当你注意到自己离开了半副笑容的表情或者此时此刻的状态或者接纳觉察的态度时，不用太在意。这是一个重新开始的好机会，再次回到用你的身体和思维接纳一切的那种状态里去吧。

半副笑容是一种在艰难情境下反其道而行之的办法。你可以做个试验，当你保持半副笑容的表情时，脑子里想一个自己不喜欢的人。你可能会感到，不论是真正面对这个人还是仅在脑海中想象，当你保持一种接纳的表情时，感觉都会有所不同。

当你压抑某种情绪时，你就是在抑制而不是在接纳你的感受。当你改变情绪表达的方式时，就是在接纳自己的情绪、放松自己的身体，并且改写了你对这个情绪的体验和表达。这两种策略之间有着很大的差异，这种差异跟接纳有关。反其道而行之并不是假装，恰恰相反，它指的是你意识到了情绪冲动在让我们用某种方式行动，却故意选择改变自己的思维和行为，所有这一切都带有接纳的性质。半副笑容不是口是心非，它指的是你注意到了自己的脸色传递着不接纳的态度，继而改用一种更为接纳的表达方式。

想象一下，当别人要求你在照相的时候面带笑容，在这个情境里，我敢打赌你的面部一定是紧绷的，而且觉得很不舒服，尤其是当你需要长时间保持这种笑容的时候。如果你愿意，可以找个机会试试看：摆出一副扬眉露齿、故作姿态的拍照时用的假笑表情。当你放松自己的脸庞时，花点时间让你脸上那种紧张的感觉消逝，然后，有意地放松你额头上任何紧张的地方，把你的感受带回到此时此刻，然后轻轻扬起嘴角。你感到有什么不一样了吗？

改变你的情绪反应是一种致力于对至关重要的行为进行改善的承诺，而逃避或者压抑是一种试图减少感受的承诺，两者间的差异非常微妙。举例来说，如果你在一次聚会上感到焦虑，你可能会接纳这种焦虑并反其道而行地昂首挺胸、大胆四顾、介绍自己，并且面带半副笑容，尽管那些让你感觉焦虑和不太舒服的想法可能还在脑海中挥之不去。而压抑指的是你参加聚会时表现得冷静沉着、镇定自若。反其道而行之有可能会在开始的时候增加你的焦虑程度，但假以时日，相反的行动将会改变你的感受。

练习：全面出击 End Emotional Eating

找一个你体验过的或者预期将要体验的情绪，想一想可以使用的哪些情绪调节技巧来帮助你识别和减弱你的脆弱性，必要的话，可以去改变情境、练习正念觉察、改变自己的诠释，然后反其道而行之。

1. 这个情绪是什么，你会或者将会在哪种情境中体验到这种情绪？
2. 关注你的脆弱性：它们都是什么？有没有办法减轻这些脆弱性？
3. 正念对这种情况有帮助吗？你会如何事先准备或者解决问题？
4. 在面对这种情绪和情境时，你会如何实践正念？
5. 你现在或者过去的诠释是怎样的？有没有另一种方式可以思考你的诠释，或者说重新评估它们？
6. 你现在的或者曾经的反应是怎样的？这个情绪会让你产生怎样的欲望，让你想去做什么？反其道而行之是不是会有好处？你能怎么反其道而行之？

总结 End Emotional Eating

在本章里，你学会了如何通过练习与情绪智力相关的各种技巧来增加自己管理情绪的灵活性。你思考了原发情绪和继发情绪之间的不同，并看到了很多可供选择的不同选项，它们都是如何影响你的感受的。学会调节自己的情绪，能够帮助你找到除了大吃大喝之外的其他应对方法。更重要的是，管理情绪能显著改善你跟自己以及跟他人之间的关系。情绪智力能让你更加智慧地生活。

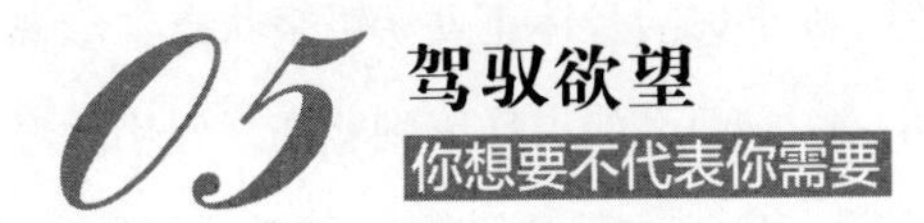

End Emotional Eating

跟这种战栗共处：心碎不已、饥肠辘辘、无望无助、意图报复，这一切都是真正觉醒的必经之路。

——佩玛·丘卓

你可曾发现，越是渴求，就越是难以自拔？假设你在排队买咖啡，看到眼前那个蔓越莓麦芬，你心里开始七上八下："如果我不买，就会念叨这个麦芬整整一上午。我已经吃过早饭了，但还是觉得有点饿。也许是因为昨晚没睡好。说实话，我需要一些糖分来给自己提提神。不管怎样，我已经很痛恨这份工作了，再让自己一上午都失望实在不值得。"于是，你开始大嚼美味的蔓越莓麦芬。

欲望有可能是来自生理上的、心理上的，或者两者兼而有之。上面这个情况就是两者都有。而且，一旦我们的情绪加入进来，还可能会影响我们的生理和食欲。你有没有发现，焦虑会导致一种战栗的感觉，就像饿了一样？这时最好的办法就是放慢速度、后退一步，考察一下自己当前的情绪，也想想看，满足一个即刻的欲望，不论它有多么强烈，是不是跟自己真正看重的事情，也就是你觉得与自己生命的真正价值所在相关。

当然，如果你的身体正处于饥饿状态，珍视自己的健康也就意味着健康的饮食。可另一方面，如果你感到悲伤，但仍然想去学习如何更有意义地应对消极情绪的话，观察这种“饥饿”的渴求以及它真正代表的含义就是非常值得的。你是不是想通过狼吞虎咽来管理那些不愉快的感受？这种方式从长远来看有效吗？甚至仅从短期来看有用吗？难道大吃大喝之后，悔恨之情不会油然而生？

心病还需心药医

在我们的思维里，欲望越强烈，就意味着越需要去满足它。这是一个错觉相关（illusory correlation）现象。举例来说，即便你注意到你所有的熟人都是身高 1.72 米且戴着眼镜，从而认为身高和视力缺陷之间存在关联也是不准确的。同样的道理，仅仅因为你对巧克力棒有着极度的渴求，也并不意味着你对它的需要真的比平时更加强烈。

如果在欲望越来越强烈时，你不为所动仅是关注着它，又会怎样呢？我之前的一个大学同学每天要抽好几包烟，他全家都生活在新加坡，而从新加坡到纽约之间的航班要飞行 18 个小时之久，或者，用他自己的算法，需要抽 30 支香烟的时间！当我问他每次去看望家人的时候，是如何在这漫长的 18 个小时无烟航班里管理自己的欲望的，他解释说：“它们越来越糟，然后就过去了，之后又越来越糟，然后又过去了。”因为被迫忍受自己的欲望但是不能做任何事，尽管很不情愿，我的朋友还是体验到了欲望的最根本性质：来来去去，起起伏伏。

事实上，我们往往会忘记自己的欲望，也常常忘记事实。你是否有过这种感觉：欲望仅仅是从你的脑海中溜走了？花几分钟时间想想昨天你曾经有过的欲望，你可能曾经想要说什么事情、吃个甜点或者打个盹。这些欲望后来都怎么样了呢？

我们有时也会由于环境原因而从一些欲望中解脱出来。你能不能想起自己一些非常强烈但又无法被满足的欲望？你太想吃一根柠檬味的雪糕了，你口水直流。但是等你来到小卖部的时候，发现自己梦寐以求的美味已经卖光了。之后会发生什么呢？在多数情况下，你会觉得很失望，然后就开车回家了。柠檬味雪糕也就没啥诱人的了。

与之相反，如果我们沉迷于自己的欲望又会如何呢？我们越是对欲望屈服，就越会有更为强烈的渴求，而且抗拒的能力就会越来越弱。简短地说，后果影响行为。我们越是去满足自己的习惯，就越会习以为常。

你有没有在一个放着糖果罐子的办公室里工作过？最好的办法是从不把手伸进罐子里，而不是在你去使用复印机的路上顺手拿块小熊软糖吃，否则，在你意识到之前，吃块小熊软糖就已经是复印工作流程的一部分了。你曾有过只吃一块小熊软糖就能感到心满意足的时候吗？请注意，如果用正念饮食的方法，你就能做到。现在再把压力加到这个公式里来。当你感觉到压力的时候，小熊软糖可以为你提供慰藉，吃小熊软糖就变成了压力循环中的一部分。当你感觉到压力的时候，你就去吃小熊软糖，然后你依然感到有压力，还会为自己吃了软糖而后悔，于是你感觉到了更大的压力，然后你就吃了更多的软糖。

很重要的一点是，沉迷于对食物的渴求在很多层面上都会自我强化。

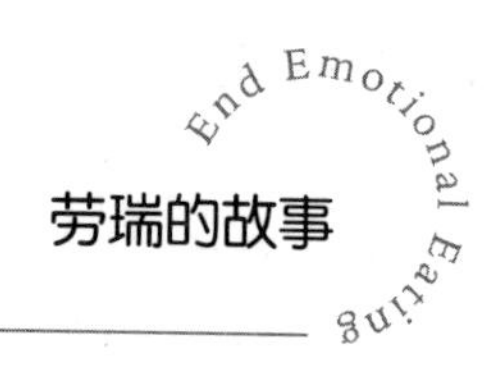

劳瑞的故事

劳瑞是位34岁的女性，对自己的律师工作非常痛恨，并且常常思考是否有其他工作机会能让她还清常青藤盟校的学生贷款。与此同时，对这份工作，她沉默寡言、从不抱怨，在一家杰出的律师事务所里勤奋工作。每当重大项目的截止日期即将来临时，劳瑞就会每天工作15个小时，而她表达焦虑和压力的方式，对于所有经过她办公室玻璃墙外的人来说都显而易见：肩膀下垂，面容紧绷。

劳瑞的律师专职助手杰克对她的安慰食品的口味了如指掌。每当他看到劳瑞被自己办公桌上堆积如山的文档所淹没时，他就会跑出去给她买那些她平时在低碳水化合物饮食里很少吃到的美味：土豆团子、意式脆饼，还有摩卡或是拿铁咖啡。每当杰克带着这些美味向她走来时，劳瑞都显得兴高采烈，同时她也感到，自己如果不尽情享受，就会对不住杰克的好意。她的感激是如此的富有感染力，这让杰克也心花怒放。

End Emotional Eating

请注意，这其中有好几个层面的报偿。首先，有作为正强化（positive reinforcement）的饮食行为。换句话说，饮食给这个情境增加了愉悦的成分。食物不仅在个人身上，也在人际之间具有强化作用。劳瑞很享受把这些“禁果”食物当作善待自己的手段，同时她也喜欢通过显示自己的热情来让杰克高兴。想想吧，为了让祖母心花怒放，我们是不是也会把她亲手做的汤喝个碗底朝天呢？此外，这里还有一些饮食所附带的负强化（negative reinforcement），意思就是，这个行为之所以令人愉悦是因为它消除了一些消极状态。劳瑞的即兴盛宴，意味着她得以从自己的法务噩梦和相应的情绪影响里抽身出来喘息片刻。如同我们所见到的，由于情绪原因大吃大喝在好几个层面上都会带来奖赏的感受。

既然我们已经理解了情绪化饮食所带来的好处，那也让我们更好地了解一下后果吧。食物确实令人垂涎，而且能让人在短时间内能量充沛，当劳瑞用吃东西来作为抚慰的时候,她就失去了学习用其他方法来应对情绪的机会。同时，用不了多久，甚至就是在狼吞虎咽到一半的时候，劳瑞就会因为没来由地吃了那么多碳水化合物和高热量食品而感到内疚和焦虑，这让她不仅是在工作上感到压力和焦虑，也对饮食不健康感到压力和焦虑，还有内疚。

总而言之，情绪化饮食会带来以下这些后果。

- 通过吃东西来让情绪停止的做法，会导致你错误地认为：除此之外别无他法来管理情绪。
- 通过食物来管理情绪可能会产生继发的负面情绪。
- 你越是用食物来管理情绪，这个坏习惯就越会根深蒂固。

大脑是主动的，也是可塑的。每当我们反复地做出某种行为时，就是在增强这些行为内在的神经元连接。与之相反，变换焦点和改变行为就会改变大脑。神经元通路的重建是一个过程，好消息是，假以时日，行为和对欲望的响应之间的神经元连接会越来越弱。加州大学洛杉矶分校声名卓著的精神病学家杰弗里·施瓦茨（Jeffrey M. Schwartz）以治疗强迫症著称。虽然你可能并不是强迫症患者，但是如果你理解了行为是如何在一个人的大脑中改变的，就会明白一些应对欲望的关键要素。

强迫症患者会被闯入性的、让他们焦虑不安的想法所困扰，而且很可能会染上恶习，比如反复检查或者洗手，以此来缓解他们的焦虑。施瓦茨开发了一种治疗强迫症和其他问题行为的有效方法，他注意到，那些强迫症患者跟没有强迫症的人的大脑扫描有三个差异。一个是前额叶皮层的一部分——眶额皮层，它在对错误有所觉察的时候，在强迫症患者的扫描结果中显得更为活跃；第二个是扣带回会让“犯错误”的感觉急剧放大，让人产生一种惊恐的感觉，强迫症患者这个部位的活跃程度也更高；最后，尾状核能让我们转移注意力，而强迫症患者的尾状核似乎停滞不动，导致了心理灵活性的下降。换句话说，那些患有强迫症的人在犯错误时会被那种强烈的错误感“绑架”，从而感到生理上的焦虑，而且无法自拔，不能转移注意力。这些变化，在脑神经科学研究中清晰可见。

施瓦茨的治疗方法，是通过改变相关的神经逻辑连接来改变大脑的神经回路。他鼓励患者每当欲望出现的时候，就“人工地”，也就是故意地转移注意力，并且全面聚焦于另外一件令人愉悦的活动上。首先，患者们被教会给自己的体验贴上标签，比如不再去想“细菌”，进而感到“害怕、惊恐、焦虑”，他们把这些想法和感受重新诠释成“强迫症”。这种重新贴标签的活动为他们创造了一个新的视角。然后，患者们就学会了重新聚焦于当下时刻，并有意地投入到一项令人愉悦的活动中去。

在这个疗法里，行动比感受更加重要。这跟我们关于强化的讨论有什么关系呢？不去服从欲望就会减弱欲望的强化规律，而投入一个新的行为就能对这个行为本身进行强化。简而言之，这个过程会导致大脑中出现新的神经回路，而这些新的回路会跟已有的旧回路进行竞争。当施瓦茨检查了经过这种治疗的患者大脑时，发现之前被“锁定”或者僵化的大脑中的那三个部位，都开始依照正常的方式活跃起来了。

脑扫描也显示了情绪化饮食者和非情绪化饮食者在面前出现巧克力棒或者其他诱惑食物时，大脑中尾状核的反应有所不同。这也就说明，情绪化饮食者可能对食物所带来的某些报偿更加敏感。同时，情绪化饮食跟对享受食物的期待的增加有很大关系，也跟在情绪不佳时，对饮食享受程度的增加有关。基于我们对情绪化饮食的复杂性的理解，这些方方面面的多重报偿就显得非常理所当然了。食物在多重层面上都具有强化力量，不仅能提供即刻的愉悦感，还能缓解情绪上的痛苦。然而，施瓦茨的研究指出，神经通路会因此而改变。如果心情矛盾且过度饮食的劳瑞女士能够停下来，观察一下情绪的强大力量，然后不是去大吃大喝，而是有意地放松肩膀、松弛面部的张力、放慢呼吸节奏、聆听自己喜欢的音乐，她就有可能逐渐改变自己的强迫性习惯。当然，她也必须温和地跟杰克谈谈了。

欲望冲浪（urge surfing）是华盛顿大学成瘾行为研究中心主任阿兰·马拉特（G. Alan. Marlatt）发明的说法，描述的是观察欲望起伏的一种技术。1985年，马拉特创造了欲望冲浪的概念，用来帮助那些深受药物滥用困扰的人。后来，欲望冲浪就被更加广泛地应用于其他一些人，比如无法控制对食物的欲望的人、对食物魂不守舍的人，以及暴饮暴食的人。

“冲浪”这个比喻简直太形象了，就如同波涛汹涌的海浪一样，我们的欲望本身是起起伏伏的，情绪也是一样，就算是最高的浪头，终究也会落下。技艺精湛的冲浪者能驾驭波浪，在各种情况下都能保持平衡。他们展现了一种流动性和巧妙的灵活性，就像在水面上翩翩起舞一样。我喜欢那种水上舞蹈的形象，生动地描绘了这项活动的复杂性和冒险特质。赢得过9次冲浪世界冠军的凯利·斯莱特（Kelly Slater）建议说，冲浪需要对水有深入了解，知道如何驾驭合适的波浪，然后保持平衡，并且能够败而不馁。那为什么不把欲望看成一种能让人振奋起来的涟漪，而不是一个有待解决的问题呢？

生活处处有欲望

没有任何方法能够完全地压制欲望，而且这种压制往往会造成更多的痛苦。要做到驾驭欲望、渴求，或者对事物魂不守舍的情形，我们必须放下自己的评判。总想让自己不去想果冻和甜甜圈，也并不会让这些想法或愿望自动消失。事实上，不情愿和抗拒恰恰是让我们进退不得的原因。

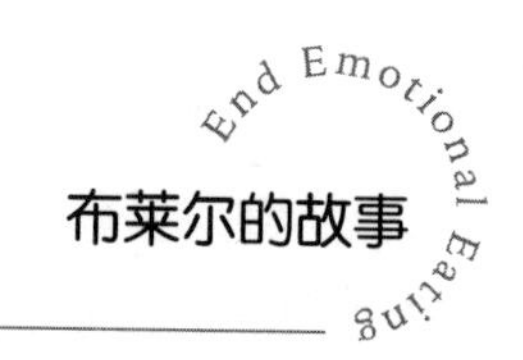

布莱尔的故事

布莱尔深受暴饮暴食和肥胖的困扰。她故意避免任何“刺激”，只去有健康食物的餐馆就餐，而且很少跟其他人一起吃饭。但是在纽约，食物到处都是，避无可避。布莱尔每当面对美食餐车、煎饼摊、冰激凌车，还有满大街一边吃一边走的人时，就会愤愤不平且惊慌失措。“在一个充满了胖子的国家里，是不应该允许有美食餐车出现的！”她咆哮道。

布莱尔在刚一入夏就撞见了一辆冰激凌车，那时她恰巧刚刚严酷地禁绝了所有“暴食内容”，于是她变得非常消极，而且觉得这对她“很不公平”，她感到自己无法面对，并且“知道”如果不满足自己的这个欲望，她会感觉更糟糕。她的暴饮暴食行为往往发生在她在街上走路的时候。她会注意到美食餐车，然后因为自己的体重而感到焦虑和抑郁，之后就发现自己食欲大开。布莱尔错误地认为节制行为会造成持久的被剥夺感，并让自己的抑郁愈演愈烈。

学会关注自己的情绪，同时观察欲望的变化对布莱尔放弃暴饮暴食行为起到了关键的作用。她开始会在走路的时候想：“欲望到底能持续多久呢？我真的能够限制美食餐车在哪里出现吗？这可能是一个让我练习接纳和自我关怀的好机会。”她一方面提醒自己欲望终究会消失，另一方面也通过关注自己脚踏地面、呼吸，以及周边的建筑物和身边形形色色的人来扩展自己的觉察范围，两者相结合就治愈了她之前那种见到美食餐车就紧盯不放的毛病。

纵容自己的欲望

评判一种欲望是“好”还是“坏”本来就于事无补，而决定对这种欲望采取行动到底是不是有好处反而是很有价值的事。想做到欲望冲浪需要正念的帮助，需要那种安住当下和进行觉察的能力。如果愿意，你可以既去享受巧克力的美味，又把你的欲望当作一个练习正念的机会来利用，正念地享受吃到某种美味食物时所带来的愉悦感受。此中的关键是要做出一个有意图的决定，而不是不假思索地纵容自己的欲望，或是让自己产生一种挫败的感受。用你的判断力来找到一个中间点，让你既可以尽情享受，又能够适度节制。判断一个行为是不是有益的方法之一就是，不仅要去考虑你满足这个欲望时的即刻感受，也要去想想过一阵子之后你会作何感想。举例来说，吃一小块父亲八十大寿的生日蛋糕可能是让你永远难忘的开心时刻。

欲望冲浪与意志力

很多人都相信一个神话，就是面对欲望不为所动是一种有限的资源，就像能源供给一样，这种资源就是我们常说的“意志力”。你是怎么想的呢？如果你现在拒绝一个欲望，那你迟些时候拒绝的能力是不是就会下降呢？

在我带领的一个辩证行为疗法治疗小组里，我鼓励参与者在屋子里练习正念地欲望冲浪，关注一个欲望的升起和下落的过程。一名小组成员在练习完成后这么跟我说：“我有很多真正的欲望，我每时每刻都要去忍受，我为什么要在一些无关紧要的欲望上浪费自己的能量呢？”这个问题太精彩了，于是又引发了下一个问题：我们每个人是不是都有一定数量抗拒欲望的能力，会越用越少以致完全用光呢？电影中常常描绘这种“用完即止”的抵抗力：已婚的女主人已经坚持抗拒来自家中园丁的诱惑整整两年了，终于有一天，她再也无法抑制自己的欲望，开始了一段婚外恋。广告里，一位女性试图坚持自己的健康饮食，但是一段时间后就会功亏一篑，炸薯片实在太好吃了，无可抵御。

在实验室里，自我控制看起来也像是一种有限的资源。如果你在一个情境中过度控制，你的控制能力就会在紧随其后的情境中有所下降。在一项由马克·穆拉文（Mark Muraven）、黛安娜·泰斯（Dianne Tice）和罗伊·鲍迈斯特（Roy Baumeister）进行的研究中，研究者要求参与者在观看一个令人不安的影片时控制自己的情绪反应，这导致了他们后来在生理上的活力下降。与之相似，如果你正处在消极状态下，管理自己的情绪就会消耗你的能量，可能会导致的后果就是你的自我控制能力下降。就像你已经知道的，节制饮食的人如果体验到负面情绪，就更有可能打破自己的饮食禁忌。

实践正念和对欲望的接纳跟试图与欲望搏斗或者压制欲望截然不同，人们在练习自我控制能力的时候往往会选择后者，而当我们接纳欲望的时候，反而会有更多的能量和更少的情绪困扰。此外，欲望冲浪还能帮助减少你认为自己需要用到自我控制的总量。知道欲望会自己消失能让你不被它绑架，你可以对自己的情绪状态保持正念，并用其他方式来舒缓情绪，直到你的“自我控制能量源”被充满。

欲望与情绪

你可能在琢磨，如果负面情绪跟欲望之间有关联，如果你正在负面情绪中苦苦挣扎，又怎能有力气管理欲望呢？其实情绪跟欲望一样，也会起起伏伏、来来去去。我从小是跟和蔼可亲的祖母一起长大的，而且在我人生的多数时间里，我最大的恐惧就是她会死去。我清楚地记得失去她时的情境：那时我在医院的等候区站着，感到悲伤、无助、焦虑，还有其他所有的负面情绪。我开始觉得自己永远也不会从这些情绪里走出来了，我想到自己可能再也不会去接待任何一位来访者了，因为我太难过了。我那时的处境悲惨艰难，而且这种苦难深深地嵌入了我的生活，跟着我四处流动。虽然现在每每想起祖母的时候，我的内心依然会感到阵痛，但现在这些痛苦已经跟另外一种更加柔软的情绪关联起来了，那就是我曾经在生命中拥有过她的感激之情。

欲望冲浪分解动作

每当你跟欲望搏斗的时候，下面这些事情可以让你降低自己的不适感。

- **让你的身体和思维都放慢速度**。我们常常靠着自己的“自动驾驶”行事，慢下来能帮助我们注意到自己的思维和感受，并在其中做出审慎的选择。
- **放下**。不带有任何评判地去观察这个欲望。你身体的哪个部分感受到了这种欲望？你的思维在跟你说什么？如果让你用从 0 到 10 的量表来标记欲望的强烈程度，会是多少？
- **重新聚焦**。你现在在什么地方？感受如何？从长远来看，如果你纵容自己的欲望，会带来怎样的感受？如果你做个欲望冲浪，从长远来看，你会有什么样的感受？

- **选择**。在你为欲望创造了一些空间并放下了评判之后，你就有了一些做决定的余地。现在这个欲望在什么地方？它在缓慢地增强吗？你是否愿意看着它升起呢？如果不愿意，你是否可以练习着让这种不舒适的感受存在的时间更长，而不是像以前那样立刻就陷进去？

一如既往，对于我给出的任何建议，你都应该保持怀疑，直到亲自尝试并觉得对你有所帮助。你是否愿意尝试一下欲望冲浪呢？下面这个练习意在给你带来一些这样的体验。在练习之后，你可能会产生一些想法，就是你在哪些情境中会更容易注意到那些由于情绪原因而引发的饮食欲望，然后体验一下在这些情境里做个欲望冲浪。

练习：欲望冲浪 End Emotional Eating

1. 聚焦于你现在正产生的欲望，比如想要在椅子上改变姿势，或是登录自己最喜欢的社交网站，或是想要做个白日梦，或是在自己的背上抓痒痒。
2. 花几分钟时间跟这种欲望共处，只是观察而不去行动。
3. 尝试着描述这个欲望，或是在自己的脑海里默默思考，找来纸笔写下来也行。你在自己身体的哪些地方感受到了这种欲望？你的思维都跟你说了什么？如果用从 0 到 10 的量表来标识，10 是极端不舒服，你觉得这个欲望的感觉有多强烈？
4. 跟这个欲望共处 1 分钟，再次用从 0 到 10 的量表来评价一下。现在不舒适的感觉强度有变化吗？
5. 练习着尽可能长时间不对这个欲望让步。你能够坚持多长时间？在你对它进行关注的时候，这个欲望是如何改变或者流动的？你最终是否对它让步了？让步之后有什么感受？如果你没有让步，又是怎样的感受？不带评判地去观察你的反应。

合气道是日本的一种自卫格斗艺术，比赛中需要借力打力，跟随攻击者的动作，把攻击的力量重新引向其他方向，而不是跟对方面对面地冲撞。这需要身体和心理两方面的力量才能做到，放松和灵活是最根本的要领。与此类似，通过灵活地放松、接纳和融入你所遇到的一切，你会获得最强大的力量。迂回和冲浪，而不是迎头痛击。多加练习之后，你就能在面对生活中不可避免的重击，以及那些错综复杂的欲望时，保持自己的平衡。请牢记，新的神经回路并不是立竿见影、马上就可以形成的！但是只要你能够掌握这种如同精神合气道一样的欲望冲浪，就能在面对任何蔓越莓麦芬时不为所动。

确立切合实际的信心

欲望冲浪并不是件轻易就能做到的事。然而，确立切合实际的信心可能会让你增加能够去应对欲望的感觉。如果你把自信看成一种基本态度，那么在人生的广泛领域里培养出一种能力就会让你在面对欲望的时候信心大增。此外，达成目标也会改善你的情绪。你可能会在面对某种特定的食物时难以自持，或者有强烈的欲望要用食物的即刻享受来逃避感受，或者产生放弃正念练习计划的冲动。通过有意地尝试一些需要主动投入努力的活动，你可以慢慢改变你对自己抱有的那些信念，以及对自己能做到什么、不能做到什么的看法。

现在就去做！一鼓作气，所有的励志演说都有一个共同的问题：那些成功达成目标，比如成功实践了欲望冲浪的人，跟那些铩羽而归的人相比有什么区别？我并不想让人觉得我已经对这个复杂的问题有了准确答案，那么就让我们一起慢下来仔细想想看：什么会阻碍我们的行动？可能的补救方法是什么？

想象一下，假如你的一个长远目标就是去跑马拉松，超过 42 公里。为了在真正去跑马拉松之前，让自己达到完成这个目标所需要的生理健康程度，你需要去做哪些事情？根据奥林匹克运动员和跑步教练杰夫·加洛伟（Jeff Galloway）的说法，为了准备一场马拉松比赛，开始时你需要每周两次、每次30分钟的跑步训练，然后系统地、循序渐进地增强自己的耐力。用29周的时间，你就能从最开始连5公里都跑不下来，变得能跑下一整场马拉松的距离。这并不是晚间导购活动里的闲谈，而是一个已经过成千上万像你我这样的普通人的验证，能够让跑下一场马拉松的野心变得切合实际的方法。为了给一个目标建立起一种切合实际的感受，可以把一个任务变成一系列可以管理的步骤。要想更普遍地建立起自信的感觉，就要持续不断地定期改变你自己。

我们每个人都在面对各自的挑战。掌控或者精进，意味着在你觉得游刃有余且信心满满的状态下做事。自我效能，即你对自己能力的信念，对你的人生有着重大的影响，而你通过掌控就能建立起自我效能感。有的人总要等到自己信心十足的时候才肯去面对挑战，有没有其他可替代的选择呢？通过有意而为地确定一个既有可能做到又非常具有挑战性的目标来建立自信。问问你自己："在以不费吹灰之力和完全不可能做到这两个极端所构成的连续体上，我的目标处于哪个位置呢？"精进的真正含义就是在这个连续体的中间点上存在。

几乎所有能够有效改变行为的程序都包括一些通情达理的步骤，让人愿意继续下去。想想看，匿名戒酒协会组织，他们的格言是"一天一次"，而不是"从今以后永远滴酒不沾"，因为后面这句雄心壮志的豪言反而会让人滋生焦虑，更想去喝酒，而前面那句就显得更容易管理且更能做到节制。我的一位病人曾经把发展掌控的过程描述成通过绕行更有阻力的道路来"给大脑下套儿"。我把这种采用切合实际的工作步骤视为建立乐观的唯一方法，让自己做好充分的准备去面对自己跟食物之间关系的变化。

欲望冲浪与精进

想实现欲望冲浪需要有一种精进的感觉，同时，欲望冲浪也能够帮你建立精进的感觉。当你意识到自己已经有了足够的训练能跑下一场马拉松时，这种感觉也会为你在其他领域提供一个真实的信心基础："我当然能够驾驭那种想点一个烤玉米片的欲望了；我已经驾驭了自己想要放弃跑步的欲望。"与此相似，面对点一个香浓玉米片的欲望而反复地进行欲望冲浪，不仅能让你有信心在面对下一个食物陷阱时不为所动，还可以帮你建立一种更为普遍的自信感。

当你的思维告诉你"放弃吧！别较劲了"的时候，你应该对这些想法由衷地感激。感谢你的思维意味着观察但是不去评判一个想法，而不是把这个想法当成一个真实的警报去响应。然后，你可以为自己庆祝一下，提醒自己刚刚体验了一个艰难的欲望，并且成功地完成了冲浪。同样，练习欲望冲浪可以建立精进感。通过反复地注意、贴标签和驾驭那些欲望，对于你为自己跟欲望之间创造更多空间的能力，就会更有信心。

你也可能在想："这本书是关于情绪化饮食的，我们为什么要在与饮食无关的其他领域里讨论建立精进感呢？"很多与饮食问题进行艰苦斗争的人都会把饮食当作生活中的头等大事，但是更广泛地聚焦于生活，让饮食变得只是生活的一部分而非唯一的焦点，会很有帮助。我们将在第 9 章对这个问题进行更多讨论。你可能觉得你已经足够努力地约束自己不去情绪化饮食了。也许退一步看看，关注一下你在其他领域是如何出人头地的，就能让你产生一些更新且更真实的自信，让你更能面对情绪化饮食。如果我们没有那种可能会取得成功的感觉，就不太舍得付出努力去追逐目标。

在生活的诸多领域里建立精进感，可能会减弱你面对强烈情绪和欲望时的脆弱。假设你想在兄弟的婚礼上发表一个史上最牛演说，这肯定会让你感觉压力巨大。报名去上一个公共演说的课程，来提升你的公共演说技巧并克服自己的恐惧，显然会降低你所体验到的焦虑。此外，当你着力去解决问题并且迈出脚步去建立自信的时候，就会更少地回到用食物应对演说的紧张心情上去。同时，知道自己有与不适感和睦相处的能力，例如，在面对那种想要假装咽喉发炎找借口不去演说的欲望时进行冲浪，也能增进你跟自己大吃大喝的欲望安然相处的精进感。

当面对不可完成的任务时，我们的那种无助感必须被持续增强的成就感代替。在针对抑郁症的认知行为疗法里，有目标地致力于那些能够建立精进感的活动是最关键的组成部分，研究发现，这种疗法同抗抑郁类药物同样有效。处于抑郁状态时，你可能会体验到很多消极信念，关于你自己、你的未来以及整个世界。而成就目标的体验很具挑战性，不仅挑战了消极信念，同时也激发了现实的希望。有的人会一直等到机会出现在自己眼前的时候，才会去追求或者去交际。而发展精进感，意味着有目的地安排那些能够激发信心的活动。

斯坦福大学心理学教授卡罗尔·德韦克（Carol Dweck）花了将近 40 年时间来研究动机和成就感。她认为自我理论（self-theories），即我们认为自己能够达成怎样的目标，影响着我们实际上能够成功完成的事情。好消息是，你可以改变自己的自我理论。德韦克揭示了人们可能会有固定型思维模式（fixed mindset），也可能会有成长型思维模式（growth mindset）。这就意味着你可以把自己看成命中注定的失败者，也可以把自己看成在持续成长的过程中。精进始于一种思维的状态，我相信在一个领域里发展精进感会对你整个的自我理论产生影响。通过上水彩画的课程让你的艺术才能精益求精，能否改善你对自己管理情绪和食物的能力的感觉呢？很有可能，在你注意到自己的绘画能力通过练习日益提升的时候，你在其他领域里的思维模式也会变得更加趋向于成长型。

有意自找苦吃

发展精进肌肉需要做阻力训练[①]。让我们打开天窗说亮话，通过每周跑步来积累你的里程并不是在公园里闲逛那么轻松。即刻享乐在这里毫无用处，并且也不能持久。精进，究其定义，就不是能突如其来、立竿见影的。

从短期来讲，精进需要的是坚持不懈；从长期来说，精进会改善你的情绪，同时降低你面对负面情绪时的脆弱性。假以时日，目标明确地致力于具有挑战性的活动会提升你的自尊并减少你抑郁的感受。这些行为会给你的大脑提供反馈，还会帮你重新连接线路，破除之前建立的信念。人们在描述时会发现，从即刻享乐中获得的愉悦感往往不如获得成就所带来的愉悦感强烈。

你可能会被低自尊的问题困扰，质疑你自己体验成就感的能力，并通过饮食来管理自己的精神状态。如同本章前面所讨论的那样，你可以通过改变自己的行为来改变自己的大脑。也就是说，你可以通过改变自己正在做的事情来改变自己的感受。每当思维试图去说服你：欲望冲浪实际上无济于事，要用不同的方式来处理情绪问题，或者提升你的音乐能力那是浪费时间……关注这些想法，然后让它们自行消失，就像背景噪音一样淡去。通过改变你的实际行为，你就能从陷阱里摆脱出来。最终，你脑海中喧嚣着的那些不和谐的声音就会安静下来。终于有一天，你就能用自己的双腿去跑一场真正的马拉松了，而不仅是在想象中。如果你的思维在旁边给你鼓励帮忙固然最好，但是这并非必需。你是否愿意把自己的身体移向那些最重要的东西，然后把注意力也带过去呢？

---

① 此处作者使用了发展生理肌肉需要做重量阻力训练，也就是举重的类比。——译者注

人们可能会通过去禅修处旅行来开发自己的灵性。他们会去做冥想，也会去扫地。你也可以自己花钱到深山老林里安静地坐着，然后回去刷厕所。几年前，我有机会跟玛莎·莱恩汉一起参加一个在亚利桑那州图森市举办的密集禅修，莱恩汉就是创造辩证行为疗法的那位心理学家。我想象的是，自己在温暖的阳光下放松、品味精美的素餐、滋养自己的正念，争取在这短短的5天里让自己成为一个更有耐心的人。但让我意想不到的是，在那里，早晨5：30就要起床，每天面对着墙内观冥想6个小时，然后去扫地。所有这一切都需要精神上的把握和掌控。在盯着墙面壁了整整一天之后，我忍不住打破了保持沉默的戒条，问莱恩汉我是不是可以到屋外去面对仙人掌打坐。她的回应大致是这样的："人生其实就是当你面对一面白墙时所发生的事情。"

只是期待着愉悦和享受，或者说在成长过程中只期待着那些没有痛楚的进步，就会阻碍我们真正的进步。因此，我们在生活中遇到的种种琐事也都具有治疗的效果。客房服务员和餐厅侍者对你改善情绪的帮助，跟你自己艰苦努力成就目标时的体验相比，不可同日而语。

动机不是最重要的

"如果动力不足，你就没法进行欲望冲浪或者训练自己跑马拉松。"这是个常见的说法。动机就像中六合彩一样，它极为稀少，并且不能保证你的人生会因此而收获满满。你可能认为你很了解自己，并且你只会在有充足动机的时候才会去做事情。那么你会去上班或者洗你的衣服吗？做这些日常琐事的时候你也会动机十足吗？常见的反而是，即便我们有机会体验到那种汹涌澎湃的动机，恐怕也只是转瞬即逝。等到你感觉有所不同了再去行动，意味着你可能要等待很长的时间。有意地去行动，一次又一次，就会日益精进。

对于动机，让我们实话实说吧。

- 动机并不是行动的必要条件。
- 行动会引发行动。
- 动机是锦上添花。

练习：一步步走向精进 End Emotional Eating

1. 规划每天至少要做一件能够建立成就感的事情。你可以去练习冥想、上几堂舞蹈课、读一本你上大学的时候就开始读但是没坚持读下来的名著，或者练习欲望冲浪。
2. 在致力于发展精进肌肉的同时，保持正念。注意到自己正在做的事情，并用当下即是的心态与之共处。跑步时，跑到的第 5 公里就只是第 5 公里而已，不是什么总共 42 公里中的第 5 个公里。你不用去分析自己的表现，放下所有的评判。在这段时间里增加你相信自己能够做到的范围，并为你自己鼓掌。
3. 循序渐进地增加你所追求的目标的难度。

练习不带评判地精进

不带评判地精进听起来可能像是个悖论：如果你不去评判的话，又怎能知道自己进步如何，又怎能做到日益精进呢？与之类似，不评判自己的欲望好像也跟我们的直觉相违背。然而，事实恰好是评判的对立面。“本周我跑了 5 公里，上周我跑了 4 公里”并不是一个评判，而是一个事实。描述事实并不是给予评判，而且完全可以不带有“评判”这种心理上的副作用。当你给自己贴标签说自己“跑得不好”时，你再回到跑道上的可能性还有多少？或者你的情绪会更加振奋吗？同样的道理，给欲望贴上个“坏”的标签会让你挣扎得更加艰难。然而，仔细想想“在这个欲望之上投入行动是不是有效的”，可能会促使你积极行动。

精进并不是通过驱除负面情绪状态，或者防止它的发生来达成的。迫使自己去感受跟你当前的感受有所不同的感觉会雪上加霜，依然有感受A，同时还增加了感受B。你感到悲伤，与此同时，你在做《纽约时报》上的字谜游戏，然后心里希望自己能够感觉更好一些，但是这么做你不仅会感到悲伤，还会觉得挫败。一个不同的选择就是，关注你的悲伤感受，接纳这种感受，然后全身心地投入字谜游戏，仅仅为了自己能够日益精进，而不是为了减少自己的悲伤。

总结
End Emotional Eating

在本章即将结束的时候，我们来回顾一下几个重要原则。欲望和情绪是生活的一部分，而且它们都是起起伏伏、来来去去的。我们能做的是退一步看看，注意到它们的强度是怎么随时间变化的。当我们寻找立竿见影的修补手段时就会禁不住诱惑，比如用大吃大喝来驱除负面情绪。通过促进精进感，我们能提升关注自己情绪和欲望的能力。而且，我们越多地改变自己的行为，它们就越会变成新的习惯，我们就会有更多的选择。欲望冲浪能够造就精进感，建立精进感也需要欲望冲浪。别误会我的话，扩展自己的舒适区并不是轻而易举的事，但是这么做的结果会让人振奋。这个世界就是你的马拉松，日复一日，你每天都可以做出决定去精进一公里路程，或者去驾驭一个痛苦的感受。

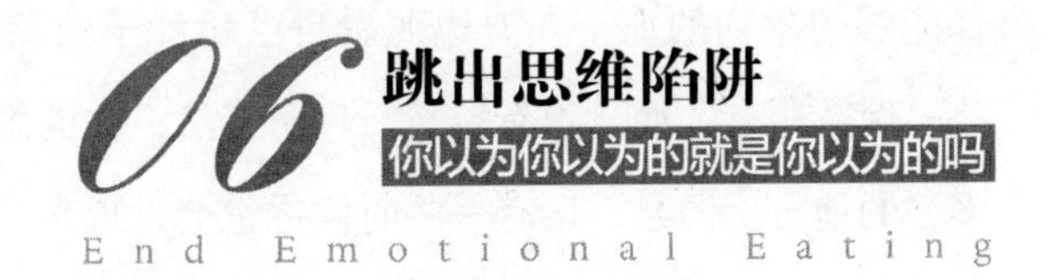

06 跳出思维陷阱：你以为你以为的就是你以为的吗

铲除幻想比杀戮真实容易得多。

——弗吉尼亚·伍尔夫（Virginia Woolf）

很多受到负面情绪和饮食问题困扰的人，往往都有着评判性的、非黑即白的，而且是一成不变的思维方式。你是否意识到自己可能一直都抱持着一些对自己并没有好处的想法呢？我们已经看到了思维或者诠释是怎样引发感受并影响行为的。在本章里，我们会探索一种新的可能性，就是通过改变你跟思维之间的关系把自己从负面情绪里解放出来。

你可曾看到过一个温和的年长男性，带着自己的孩子在海边玩耍的样子？他会怎样看护孩子玩耍呢？如果孩子开始叽叽歪歪不高兴，这个男人会不会立刻走过去责骂他："不就是一个破沙堡吗？值得这么哭哭啼啼的吗？"如果有这样的情境，肯定会让你觉得荒谬绝伦。一个照看孩子的成年人大多会用更加和善、智慧和共情的方法去关照孩子。

我用最诚恳和尊重的态度邀请大家想象一下关照自己思想的情境，就像你能够想象到的那个在海边照看自己玩沙子的孩子的成年人一样，充满好奇心，保持距离，而且很有智慧。理所当然，你的思维里肯定有很多对自己好处多多的地方。但是，还有一些时候你也会发现自己在作茧自缚，陷入一种低效而痛苦的心理陷阱之中难以自拔，而自我解放的能力其实早就存在于你自己身上了。

思维的弊端

只有人类才有能力把消极事件在任何时间带入到任何情境里去。你可能正在愉快地休假，但是突然想起了自己失去的爱人，于是痛不欲生。当你想到食物的时候，甚至食物并不在眼前，你都会注意到自己垂涎欲滴，而且正在进退两难地拿不定主意，到底吃还是不吃。在生理上并没有饥饿状态的时候，我们也会发现自己在幻想着各种美食，感觉自己沉醉其中难以自拔，于是赶快出去寻觅美食大快朵颐。

语言和认知都基于一种把不同的事件联系起来的能力。虽然讲述和分析在生活的方方面面都能给我们得心应手的帮助，但是也有科学证明，它们有时候会拖我们的后腿。你可能会发现自己做出了武断的联想，并且因为建立关联是大脑最基本的功能，我们甚至会对自己的关联未必是正确的这种事实都视而不见。而且你的思维可能会把这些观念和联系都看作真实存在的事实，你可能会因为自己目前的所有努力都无济于事，就断定自己一定不可能成功。仅仅是有“无可奈何”这种想法，就足以让你产生无助的感觉，并让你无法采取能够继续前进的任何行动。

“无可奈何”这种想法到底是怎样的呢？从某个角度来看，这就是一些字和词的组合而已。但是认为这个想法是正确而有意义的，就会让你产生痛苦的感受和想放弃的欲望，而这就会导致一些影响你生活的行动。

有多少次你发现自己固执于某种想法，但是后来发现这些想法其实根本就是错误的呢？很多年前，在我还是学生的时候，我经常会对失败有很多的焦虑和担忧。在我博士入学的新生介绍会上，校长告诉我们，有几个人可能会因为无法完成第一个学期的课程被淘汰。我心里立刻就开始打鼓："啊？不要啊。我要是这个学期就挂了，以后该怎么办啊？"而且这种想法往往都是无中生有地冒出来的，并没有什么事实证据来支持我的恐惧。为了区别事实和想法，一个很有用的方法就是问自己："这个说法能够在法庭上被承认吗？"陪审团成员会不会一致投票认可？注意到一个想法跟相信一个想法之间有着天壤之别，前者是正念而警觉的，能让你打开思路看到很多可供选择的可能性；而后者是粗心大意的，会让我们陷入自己的习惯性思维里难以自拔。

练习：想法并不一定可信 End Emotional Eating

1. 花点时间，找一个经常会冒出来的想法，并把这个想法仅仅看成想法，而不是事实。
2. 如果你把这个想法看成事实，那么你可能会怎么行动？
3. 如果你实际上相信这些想法就只是想法而已，你又会怎么行动？
4. 如果你放下自己其他的一些想法，或者开始改变你跟自己的想法之间的关系，会发生一些什么呢？

很重要的是，对于那些自己跟感受的共处能力的想法，以及食物与身材相关的想法，你都要保持觉察。下面的这些惯常想法里有没有你所相信的？

- ◆如果我瘦，我就会开心。
- ◆我需要一直等到自己能够更好地控制情绪和饮食以后，才能开始社交活动。
- ◆我没有办法停止自我折磨。
- ◆如果我拒绝吃掉别人为我特意准备的食物，就会伤害对方的感情。
- ◆如果我不吃完盘子里的东西，就是浪费。
- ◆如果我不能控制自己的饮食，那我就会对自己的生活失去控制。
- ◆我需要等到自己的身体完美无缺的时候再去____________。
- ◆没有动机的时候我就不能做任何事情。
- ◆在我的体重达到______________之前，我没资格买能让自己开心的漂亮衣服。
- ◆感到肥胖也就意味着我不仅卑微而且懒惰。
- ◆我没办法控制自己的冲动。
- ◆如果我做错了事，试图亡羊补牢没有什么意义，还不如干脆破罐破摔明天再说呢。

你可能会发现，前面练习里的清单中所列的想法都非常相似，它们全都非常绝对化，也就是说，它们全都采用的是非黑即白的思维方式，没有任何灵活性，也没有意识到任何其他优势或者资源的存在。

如果上面列出的某个想法是你自己常有的，你能否注意到这个想法为什么不是事实？如果你体验到了一个极端的想法，那么关于同一个主题更为灵活的思考方式又是怎样的呢？举例来说，你可以把“我没办法控制自己的冲动”这个想法替换成一个更加灵活的陈述方式，比如“有的时候面对冲动确实非常难以控制”。你可以通过注意到极端的想法并思考更为灵活的诠释方式来改变自己跟思维之间的关系，或者更简单的，更少地从字面含义上看待这些想法。

常见的思维陷阱

很多人都会受到某些特定类型的评判性念头的困扰。所以，注意到自己陷入了某些常见的思维模式会很有帮助。下面描述了一些思维方式。

比较

把你自己的很多方面，比如身体，跟其他人做比较往往会导致消极的感受。当你进行比较的时候，你的注意力里就常常会包含评判的成分。跟他人做比较，在什么时候曾给你带来好处吗？非常有意思的是，如果你把自己当前的状态跟自己曾经备受困扰的时候相比，有可能挺有用的；又或者，如果你把自己跟其他不像你那么幸运的人做比较，可能也会对你有用。这种比较有可能让你产生感恩的心态。

然而，比较往往还包含把自己跟一些特别纤瘦或者极富魅力的人相对照，比如演艺明星或是你所知道的长得好看的人，却对平均水平的人视而不见。你会把自己跟谁进行比较呢？你选择的参照点是不是已经让你无法取胜了呢？如果你发现自己深陷在把自己跟他人进行比较的习惯中，你就会在自己进行比较时注意到这个行动，继而通过实践正念来让自己回到当下，让评判自行消失。如果这样做对你来说太过困难，你也可以练习从极端的比较转向相对明智的比较。

我见过很多非常富有的来访者，却抱怨自己财富不足。他们总是跟自己身边最有钱的人去攀比，比如那些有 4 幢豪宅的人，而不是去看看自己在整体收入水平里的位置，也忘了还有很多经济窘迫甚至无家可归的人。同样的道理，你也会发现自己在跟一个非常特殊的群体进行比较，而不是跟平均水平或者你身边的普通人来进行对照。当你只把自己跟那些看起来完美无缺的人相比较的时候，会有怎样的感觉？如果你把自己跟身边看到的人进行比较，又会是什么感受？

练习：关注比较行为 End Emotional Eating

1. 有没有某个特定的情境，比如去海边的沙滩，或是跟他人共进晚餐，或是跟负面情绪共处，会让你做一些无谓的比较来浪费自己的心神，比如："没人比我做得更差了！"
2. 在你做比较的时候，练习去觉察你正在做比较的事实。只是去看到这个事实，给它贴上"比较"的标签，然后练习着让评判消失，比如通过专注于自己的呼吸。

完美主义

很多人心中都有这样一个想法，那就是自己必须完美无缺，同时对完美的定义更是吹毛求疵、非常狭隘。你可能会对自己的外貌或者想要达成的目标有非常高的标准。你会不会用你的成就大小来评判自己，然后发现你对自己的表现有诸多顾虑？很多行为都跟你希望自己表现得完美有很紧密的联系。比如，你可能会反复检查自己的工作表现，或者花很多时间精力去分析，跟他人相比，自己的水平如何。有的人会事事尽力做到最好，然后发现自己会逃避那些害怕自己做不到最好的事情。如果你是个完美主义者，你可能会用不是零就是一的非黑即白的方式来看问题，要不然就是完美无缺，要不然就是一无是处。完美主义者还有小题大做的倾向，换句话说，你可能把一件事看得比这件事本身要大得多。比如，如果你因为情绪不佳吃了些东西，你就会觉得自己的生活"一塌糊涂"。

练习：便利贴 End Emotional Eating

在这个练习里，你需要使用便利贴和一张纸。灵感来自国际象棋棋盘的比喻。

1. 想想你平常对自己的想法，不论好坏。
2. 用几张不同的便利贴把这些想法写下来。举例来说，一张便利贴上可能写的是“好朋友”，另一张上可能写的是“情绪化饮食者”，再一张上写着“疯狂妈妈”。
3. 这些你常常会注意到的想法，我们可以把它们叫作“粘贴想法”，把它们写到便利贴上之后，全都粘在一张纸上。
4. 现在试着花几分钟去看看，这些贴纸里的哪一张更能定义你自己。用上面的例子，是“情绪化饮食者”还是“好朋友”？你到底是个怎样的人？你的主导想法积极吗？还是你更多地在用消极想法来定义自己？
5. 如果你后退一步，想想看这些便利贴上的东西并不是真正的你，会发生什么？那么你还可能是怎样的？如果你是这一整张纸，而不是上面的几张便利贴，事情又会是怎样的？一个改变你跟“自己是谁”以及“你要变成什么样”这种想法之间的关系的有效方法，就是不把自己看成想法、感受或者成就。想法会在我们身上来来去去，但是不管它们有多么挥之不去，我们自己并不是想法。

思维反刍

思维反刍描述了人应对痛苦的一种方式，就是反反复复地思考同一个消极的想法或者记忆。“反刍”这个词源自拉丁语的 ruminari，意思是反复地咀嚼，就像牛在反刍自己的食物一样。感受和想法一般都会升起，变强，然后衰退，除非你自己死抱着不放，或者一直在反刍它们。

反刍是导致抑郁和进食障碍的一大原因。在心理上反复咀嚼的后果，就是导致自己在饭桌上也嚼个不停！反刍实际上是逃避的一种形式，当你反刍的时候，你就不会直接聚焦于体验并表达自己当前的情绪了，而是藏身在一个抽象故事的背后。你可以把反刍看成一种试图去分析和控制思维的方法。

这么做有用吗？它很可能跟忧心忡忡一样毫无益处，这两者非常相似。担忧是预期事情会在未来出问题，而反刍的内容则是指向过去。举例来说，当你跟自己的伴侣发生争执时，不是去聚焦你在此时此刻对这个争执的感受，而是在反刍，于是你就会有这样的想法："没人会对我好。从我们一开始在一起时，我就不重要。这就跟我小时候的感觉一模一样……"反刍为无助感提供了堆积如山的证据，可以把它视为主动解决问题的反义词。想想看，如果你在跟伴侣争吵之后出去遛狗走一圈，全神贯注于自己的躯体感觉，观察路上看到的一切，而不是你自己，然后在情绪冷静下来之后，再去仔细思考一下如何跟自己的伴侣一起解决这个问题，事情会变得怎样呢？或者，你也可以在争吵之后梳理思维时意识到，情绪是被冲突渲染过的，然后把这个觉察带到当下。

耶鲁大学的心理学家苏珊·诺伦-霍克西玛（Susan Nolen-Hoeksema）是研究反刍现象的领军人物，她发现反刍会损害解决问题的能力、造成抑郁，并侵蚀你的人际支持。有谁愿意不厌其烦、一遍又一遍地听同样的故事呢？即便是你自己，恐怕也不愿意这么做吧？

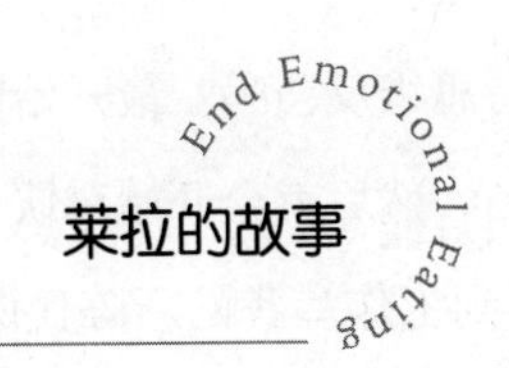

莱拉的故事

莱拉是个深受抑郁症折磨的演员。她花了很多精力去想自己是如何没能实现抱负的，并且不停地收集别人对自己的赞美之词。有一次，莱拉在看电视，既作为一种放松，也作为激发创作和表演灵感的方式。然而后来，当她在荧屏上看到其他演员时，触发了她对自己现在没有工作的伤痛。在一段时间里，莱拉觉得看电视剧让她感到痛苦，于是她就避免看电视，这最终导致她花了越来越多的时间试图去想明白自己为什么会抑郁。这让莱拉开始寻求不健康食品带来的即刻享受，但是食物并不能让她停止自己无穷无尽的思绪。

莱拉的思维反刍依然如故，不停地思考从童年开始一直到此时此刻的失望和痛苦，她的体重增加又给她增添了一个新的苦恼。她也想到，把自己的苦恼跟他人分享可能会有帮助，于是她一次又一次地给丈夫打电话，倾诉她感到自己有多么不成功和没有价值。她的丈夫本尽自己所能地保持耐心并为她提供帮助，但是莱拉无休止地向他寻求保证，这让他精疲力尽。“都没人愿意跟我一起工作，又怎么会有人爱我呢？”她会这么问。本说：“不是啊，你是个很好的伴侣，也是个很美妙的人。”“也许是因为你并不真的了解我。”她会这样反驳。可以理解，本在面对她坚定不移的消极思维时会感到无能为力。然后莱拉就开始担心本觉得她很烦人，于是，她现在不仅在工作中“失败”，不能控制自己的饮食，而且在情感上也搁浅了。这样的想法就像在精神游乐场里坐碰碰车一样，转得你头昏脑涨但是哪里都去不了。

你会对食物和自己的身材进行思维反刍吗？最开始你可能会反刍自己的感受，进而用吃东西来应对这种反刍，然后就会开始对饮食进行反刍。反刍是个很容易找到目标的活动："我找不到工作。我的新陈代谢很慢，让我不能舒舒服服吃个痛快，这太不公平了。我好饿啊，但是昨天我吃得太多了。我怀疑如果少吃一顿饭会不会更加减慢我的新陈代谢。每次轮到我尝试的时候结果都好不了，我还费那么大劲干什么……"注意一下，这种循环思维有多混乱，说实话，思维反刍简直就是自我毁灭！

反刍跟很多消极事件紧密相连并不是偶然的，压抑、逃避、痛苦乃至暴饮暴食都跟它有关。研究已经发现，反刍能够预示青少年女性的贪食和暴食[①]行为。进食障碍的基本特征就是：思维反刍、认为思维反刍是有帮助的，以及回避体验。对于身材、体重或者饮食的思维反刍可以分散你的注意力，或者帮助你逃避痛苦的情绪或者关系。对食物朝思暮想总比对自己痛苦的过去念念不忘要容易得多。问题是这样一来，食物也会让你开始感受到痛苦。

露西试着描绘自己最近一次情绪化饮食的情境："几天前，我订餐时买了墨西哥玉米饼，外购的最少数量是两份。我觉得自己买两份是很愚蠢的。我最近正在计算饮食热量，两份的热量肯定太多，而且我并不那么喜欢吃玉米饼。但是后来我觉得闲极无聊，虽然并没有感到饿，还是把本来准备留到明天吃的那一份也吞了下去。在我觉得无聊而且身边恰好有东西可以吃的时候，我就总是忍不住……我母亲也是这个样子。我觉得既然总是这样，记录自己的饮食情况其实没有任何必要。我没有任何控制能力，而且我已经超重太多，估计没法减肥了，况且我也没有多少耐心。何苦呢？"

① 贪食和暴食之间的区别是，前者一般包含了大量饮食之后的清除行为，比如吃泻药或者呕吐；后者一般仅指超出常规地大量进食。——译者注

注意到思考和分析是怎么让她一步步掉进陷阱的了吗？去解决问题或者跟当下完全接触，往往比在故事里打转更加有效。如同伏尔泰所说：“让我们动手去做，而不是坐而论道，这是唯一能让生活变得可以忍受的方法。”

你有没有注意到：当你发现自己在一种情绪主导思维的状态里时，往往就是在反刍了。关注它，并给它贴上“情绪化思维”或者“反刍”的标签可能会帮你把自己带回当下。一个驱除反刍的方法就是直接观察思维本身，而不是在里面打转。实践一下下面的正念练习。

练习：溪流上的叶子 End Emotional Eating

1. 在椅子上摆好正念的姿势，挺直脊柱，如果是坐在椅子上，就把双脚在地上放平，如果是席地而坐或者坐在垫子上，就找个舒服的姿势把腿盘起来。
2. 闭上双眼，把所有注意力都集中在自己的呼吸上，关注自己的每一次呼气和吸气，专注当下。
3. 然后，把你的注意力带到自己身体上接触座椅的那个部位。
4. 注意在练习安住当下的时候不要任何刻意的努力。
5. 现在，想象一个美丽的公园。
6. 在这个想象的图景里，注意到远方的一棵树。
7. 想象你自己正在走向这棵树。
8. 想象在树的旁边有一条小溪。
9. 你能想象自己在一个温暖的秋日坐在溪边，静静地看着片片落叶在溪流之中顺流而下吗?
10. 现在，把注意力带到你自己的想法上。
11. 每当有一个想法或者图像到达你脑海中的时候，就轻柔地把这个想法或者图像放到一片叶子上去。

12. 试着静坐并跟这棵树同在，如果有想法到来，让你无法完全安住当下，比如：“我做得正确吗？”就把这个想法放到叶子上去。
13. 如果没有想法到来，注意到“我现在没有想法”这个想法，也把它放到叶子上去。
14. 不做任何挣扎，想法会到来，也会离开。
15. 注意一下，从这个无牵无挂的位置上观察想法是怎样一种感觉，你是去观察思维，而不是身处其中。
16. 花上几分钟静观叶子顺流而下，然后把注意力再带回自己的呼吸上来，深深地呼吸几次。
17. 开始让这个图景慢慢消失，把你的觉察带回身体的感知和此刻周遭，然后睁开你的眼睛。
18. 你能把这种对想法的觉察带入今天的其他事情里去吗？

试图控制思维的误区

除了抱着想法不放，即反刍，和灵活地让想法自生自灭，即接纳，还有一种选择是试图去强行停止想法，即压抑。你对想法持怎样的态度呢？你是否认为你必须把消极的想法都置于自己的监控之中？故意去尝试停止思考是无济于事的，想想看，如果你试图不去想红色天鹅绒蛋糕会发生什么事情。试着不去想红色天鹅绒蛋糕，这本身就是一个关于红色天鹅绒蛋糕的想法。压抑本身就包含了持续不断地去监控一个想法，或者保持着与它的接触，让我们做好准备更多地去遇见这个想法。很多研究都已经发现，压抑行为实际上会让你试图去压抑的这个想法出现的频次更高，同时增加了这个想法带来的痛苦程度。具有讽刺意味的是，压抑思维会引发抑郁、一般性焦虑、社交焦虑以及强迫症，而且会让它们持续不退。那么你跟自己的想法之间是怎样的一种关系呢？

你可曾尝试去压制自己与食物相关的想法呢？那些节食的人往往会这么做，但这最终会起到相反的作用。事实上，压抑跟食物有关的想法会导致你对食物产生更多的渴求和暴饮暴食。我们花越多的能量去试图控制思维，就会剩下越少的能量来调节行为。食物可能被用作逃离思维的一个办法，尤其是在你压抑这些思维、结果发现更多更强烈的思维反而汹涌而至的时候。另一个选择就是在面对思维的时候更灵活一些，如果你放弃努力控制思维的想法，这看似自相矛盾，你反而会重新获得控制。

接纳思维

有趣的是，接纳思维反而是一种卓有成效的思维管理方法。如果你因为忧心忡忡而深受困扰，心甘情愿地拥抱担忧的情绪会是个办法。假设你把担忧看成一件事情而不是一个警报，借此来改变自己跟担忧的关系，那会发生什么呢？在一个科学研究支持的治疗项目里，被痛苦的闯入性思维困扰的被试被鼓励着把自己的想法用歌唱的形式表达出来。

想想看，你用自己最喜欢的甲壳虫乐队的歌曲来放声歌唱“我真的真的有问题”的情境。你会有怎样的感觉？再想想看，如果你整个人生的目的就是去躲避这个想法，于是因为这个想法，你停滞不前，不再去追求任何自己想达成的目标，你又会作何感想？这里有一些办法，能帮助你改变你跟思维本身，以及你对自己所讲故事的关系，让它们不再掌控你的身心。

很多修行佛教的老师都会描述“RAIN”，这是个正念工具，让我们能够跟想法、感受或者欲望安然共处。

R——识别（recognize）现在正在发生的事情。关注此时此刻的思维、感受以及躯体感觉。当下正在发生什么？这可以作为一个温和的提醒，让我们带着好奇和开放的心态回到当下。

A——接纳（accept）或者允许（allow）一如其所是。这说的是允许想法、情绪和感受的存在。当你全然地接纳并与当下同在的时候，就不可能去反刍、压抑或者带着评判去比较。当你发现自己在面对所厌恶的事物时，做到接纳确实非常有挑战性，就可以问问自己："我能不能就在此刻跟它共处？"

I——研究（investigate）内在体验。研究包含了一种不带任何评判的感兴趣的感觉："都是哪些想法影响了我？我的感受到底是怎样的？"这里需要的是放慢节奏，而不是自动化的即刻反应。不是被想法或者感受所控制，而是去关注它，并觉察你自己身体上的细微变化："我现在有一个念头，就是我没办法跟这种想要吃东西的欲望和平共处。我注意到自己开始流口水了。"在研究的时候，你的觉察中带有善意，跟那种"别啊！又来了"的态度截然不同。

N——不去认同（not identifying）那些想法和感受。你就是你，你不是你的想法或者感受。你的自我感要比这些脑海里的故事广泛得多。如同本章前面的那些练习所展示的，你是那张纸，而不是那些便利贴，你比它们都要大，而且跟它们并不是一回事。当你开始意识到自己已经超越了那些暂时的想法、觉知以及欲望时，你就有了更强大的力量可以在生活里做出选择了。

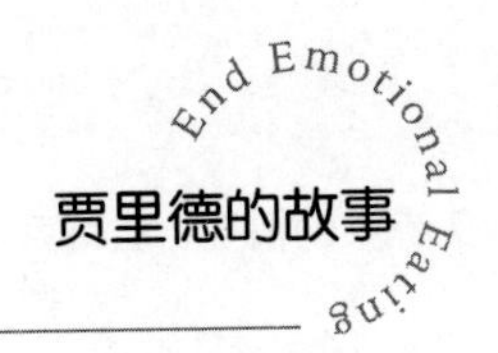

贾里德的故事

每当贾里德在一天紧张的课程结束之后备感压力或是感到孤独时，他总会去小卖部囤积一堆曲奇饼和薯片之类的零食。每当他无计可施，感到活着没什么其他选择的时候，如果这个想法比较强烈并且身边有吃的，他就会觉得自己仿佛不得不去吃东西。

勤加练习之后，贾里德开始识别自己晚上下课后步行回家时的想法、感受和躯体感觉。他注意到了一些“我需要吃东西”之类的想法，以及孤独、焦虑等感受，还有自己身体上紧绷的感觉。他允许这些想法和感受经过，没有试图去屈从或者铲除它们。在慢下来之后，他进行了研究，领悟到这就是每当他下课后，自己的思维和身体所发生状况的一部分，他会感到孤独，吃东西的想法会进入他的头脑。贾里德练习着不去认同这些想法。他不再感到跟它们不可分割或者自己被它们所控制，他就是简单地注意到了这些想法和感受，并练习着扩展自己的觉察能力，注意到此时此刻他的状态、空气中的温度、街上行走的人们以及自己的呼吸。通过扩展自己的觉察，他注意到了自己完整的体验，而不是视野狭隘地紧盯着某个念头钻牛角尖儿。

End Emotional Eating

练习：实践 RAIN End Emotional Eating

描述一个你感到自己被念头绑架的情境，去练习 RAIN。

R——你在此时此刻识别出了什么？

A——你如何去练习接纳？

I——你将如何不带评判地研究自己的体验？

N——你将如何扩展自己自然的觉察，不用想法和感受去定义自己？

总结 End Emotional Eating

马库斯·奥里利厄斯（Marcus Aurelius）曾经说过："灵魂会被它念头的颜色所沾染。"思维的最大问题就是，我们有时候无法如其所是地看清思维就是思维过程本身而已。同样，我们也应该明白，感受就是感受而已，记忆也不过就是记忆本身。这就是实践正念的益处。你能够记起来念头就是念头，不是行动也不是事实。当你把自己的觉察变窄，在自己思维里的痛苦故事中迷失的时候，就会激起很多痛苦。带着善意和洞察力去观察自己脑海中在沙滩上嬉戏玩耍的孩子。你没法选择什么东西会进入你的思维，但是你可以选择如何去关注自己内在的事件，以及如何去回应它们。

如果你在举办一个聚会，这时有些你不欢迎的人来访，你是愿意花整整一晚上的时间对这些不速之客愤怒不已，盯着他们穿堂过院四处走动，还是更想跟自己关心的人一起好好享受这次聚会的其他内容？当你不去自找麻烦，不去试图控制那些不速之客的时候，可能会更享受自己的人生大聚会；当你不去嘲讽驱赶，也不去主动邀请的时候，几分钟过后，他们可能就会自行离去。

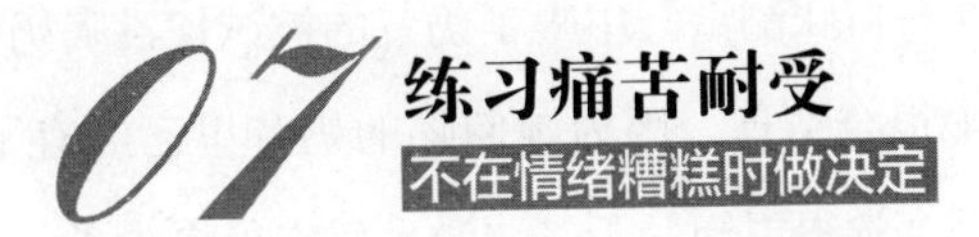

07 练习痛苦耐受

不在情绪糟糕时做决定

End Emotional Eating

不遂心之事本身既是考验也是疗愈。我们认为要做的是通过考验或者解决问题，但是事实上事情不可能真正地被解决。它们时聚时散，反反复复。人生就是如此。疗愈就是创造空间让这一切都能发生：哀悼、宽慰、悲伤和喜悦。

——佩玛·丘卓

你正端坐在窗明几净的冰激凌店里。你的朋友开了一家甜品店，今天是这家店的周年庆，你因为要跟一群甜品爱好者相遇而备感焦虑。服务员给你提供了奶昔，然后鼓励你排队去品尝琳琅满目的冰激凌。香草、薰衣草、绿茶、比利时巧克力……似乎有无穷无尽的口味供你选择。你可以把奶昔一饮而尽，也可以婉言谢绝，但是看起来无论如何都要参与品尝冰激凌了。如果你喝了那杯奶昔，后面的冰激凌你会吃得更多还是更少呢？你会不会想去选择小份，还是干脆来几大勺再说？想象一下，如果你在这个场合，会怎么做？

在 1975 年进行的一项研究中，研究者彼得·赫尔曼（C. Peter Herman）和黛比·麦克（Debbie Mack）告诉女性被试这个实验在分析“口味”，让她们自己选择喝一份、两份或是三份奶昔。然后，被试可以不限量地去吃冰激凌。被试不知道的是，这个研究实际上调查的是饮食习惯，而非口味。大部分情况下，在“口味测试”中喝了奶昔的被试比没喝奶昔的被试吃的冰激凌要少。这看起来很合情理，因为她们喝的奶昔里已经有了一些冰激凌，所以在喝完奶昔之后会觉得更饱，于是冰激凌就吃得更少了。然而，那些正在节食的女性被试在喝了奶昔之后反而吃了更多的冰激凌。研究者将这种现象称为“去抑制效应”（disinhibition effect）。那些一直在限制自己饮食的被试可能感到非常内疚，而自相矛盾的是，他们实际上反而因此吃得更多了。换句话说，你做了一件事，感觉很不好，最终导致你继续去做这件事，但感觉更糟糕。同样，如果你因为情绪而去饮食，那你接下来可能会通过吃来逃避情绪。饮食甚至可以被用来应对本就是由饮食所引起的负面情绪。

现在再把强烈的情绪加到这个情境中来。当你产生了强烈的情绪感受，打破了自己的节食规则，然后体验到了更多跟饮食有关的强烈情绪，这就会激起你更多的情绪，并由此带来更多的饮食。在本章中，你会学到一些方法来应对强烈的情绪，而不必做出冲动的回应，也不必在喝了奶昔之后还去吃更多的冰激凌。

糟糕的情绪导致糟糕的决定

在理性层面上，冲动地鲁莽行事或者做出情绪化的决定一点也不合情理。然而，从情绪的角度来讲，每当体验到负面情绪时，你就可能会有一种倾向或者驱力去做冲动的事情。

过去的许多年里，有不少来访者都告诉我，他们会“自暴自弃”，并且相信这种自毁的行为倾向来自一种潜意识里对失败的渴望。真的是这样吗？让我们仔细思考一下，当我们用冒险的行动来回应负面情绪时到底发生了什么，即便不使用复杂的分析理论，这种易冲动性也显得很合情理。

当我们情绪不佳的时候，往往会故意选择一些冒险的行动，因为我们把摆脱负面情绪看得很重。举例来说，在面对孤独的时候，人们可能会给自己纠缠不清的前任打电话，希望用这个办法让此刻的孤独感退却。在负面情绪状态下，人们往往目光短浅，所有的注意力都在“怎么从这里抽身”上。你可能考虑不到当自己跟前任共度了一整天之后，第二天会有什么感受，或者当你的主动得不到回应时，你会作何感想。当你面对一个负面情绪，比如孤独时，你可能觉得摆脱这种感受是如此的重要，以致完全不去考虑这种简单粗暴的分散注意力的行为到底会有怎样的代价。

我们并不愿意“自暴自弃”，我们希望“自我安抚”并“感觉更好”，但是我们所用的方式，即对情绪不予接纳并冲动行事实际上会让我们感觉越来越差。当人们情绪不佳的时候，更有可能去做冒险的事。在一项研究中，当参与者感到尴尬的时候，他们更有可能参与高风险、高回报的六合彩赌博，而不是选择低风险、低回报的活动。而实际上，在选择高风险选项的时候，你赢钱和摆脱负面情绪的可能性都下降了。你更有可能不会赢得任何东西，同时会比开始时感觉更差。

负面情绪本身并不是问题，它们象征着生活的真实，但在它们到来时，你所做的选择有可能会给你带来更多不必要的痛苦。拒不接纳依然是罪魁祸首！就像第 2 章里所探讨的那样，不接纳增加了情绪上的痛苦。现在我们已经让自己的理解有所扩展，澄清了情绪本身并非最大的问题，对情绪的不接纳和相应的行为才会让我们陷入危机。无论是给前任打电话还是拿起勺子吃冰激凌，这些行为才是让事情变得更糟糕的元凶。

消极的情绪状态往往会影响思维。鉴于我们早已知道情绪对冲动行为的影响倾向，把这一点牢记于心会非常有帮助。对智商进行测量的心理学家也会把以下事实考虑在内：当一个人处于显著的抑郁或者焦虑状态中时，其智商得分也会下降。这再次反映出了“情绪化思维”跟“理性化思维”之间是有区别的。

在一项研究中，研究者令人信服地误导了被试，告诉他们在人生的尽头，他们会孑然一身，然后再对他们进行智商测试，用这个方法考量孤独的想法对其造成的影响，对多数人来说，这种想法会让人忐忑不安。在听到这种让人抑郁的预测之后，被试在智商测试中的得分显著地低于他们自身的能力。研究的设计者提出了一个理论，认为被试使用了一部分心理能量来压抑这种感受或者进行思维反刍，因而留给其他任务的能量就变得更少了。

当我们被强烈的痛苦感受困扰时，比如由那种“我会独自一人走完一生”的想法所产生的情绪，有意识地放慢速度就显得至关重要。否则，你的能量就会在管理自己的情绪时消耗殆尽，然后你的思维就不会对问题的解决有多大帮助了。有位来访者跟我描述，有一次交警因违章驾驶而让她靠边停车，认为她是醉酒驾驶。那时她刚得知她的一位好友意外死亡。她身体里虽然没有酒精，但是极度的悲伤让她难以自持，无法专心驾驶。

负面情绪、无法跟情绪共处以及惊慌失措地急于从感受里逃脱，这几方面结合在一起就会导致冲动的行为，然后会带来更多的负面情绪，如图 7-1 所示。

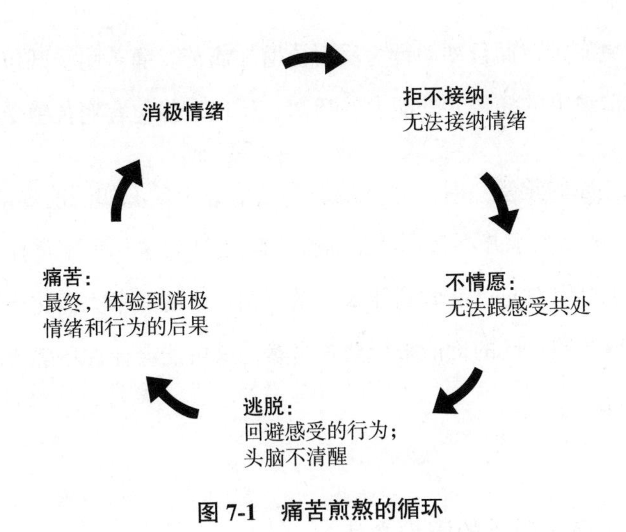

图 7-1　痛苦煎熬的循环

从容面对痛苦

在面对任何情绪状况的时候，我们都有机会从容应对。我非常喜欢“从容”这个词，它隐含了心甘情愿和智慧，跟“冲动”截然不同。我们都会面临选择，你是会从容地接纳现实和情绪，还是试图逃避自己的感受，比如通过屈服于自己的冲动来逃避呢?

这本书的主要前提之一，同时也是被科学研究所支持的诸多观念的核心，就是很多受到负面情绪困扰的人都倾向于使用食物来应对。在本章中，你会学习如何在面对负面情绪的时候用从容不迫的行动让自己慢下来。当你能够接纳痛苦的时候，就会感到更少的煎熬。当你去逃避痛苦的时候，就会让它愈演愈烈，并体验到更多继发情绪，还可能会做出更多导致痛苦的问题行为。

什么是痛苦耐受

痛苦耐受指的是面对负面情绪时，能够很好地接纳和应对的能力，因为我们并不能避免痛苦，而且冲动行为反而会增加痛苦。痛苦耐受既包含你对自己跟生理或者情绪上的痛苦共处能力的觉知，还包含你包容痛苦感受的行为。

当我说“你的觉知”时，并不是说你会信心十足。如同前一章所讨论的，“我做不到”这几个字并不会真的阻碍你，除非你被这几个字掌控了思想和身体。你其实也可以对自己能做到什么、做不到什么的故事大而化小，然后承诺去深思熟虑地按照自己的价值来行动。当然，这可能会让你备感挑战，而且需要技巧和练习。

练习：痛苦耐受的困难之处 End Emotional Eating

如果你不是很清楚自己是否在跟强烈情绪共处方面有困难，可以使用以下这个清单来帮你考察一下，你在它们出现时的想法和感受。你对下面的陈述是否认可？

- 我的感受压得我喘不过气来。
- 我不能接纳负面情绪。
- 我无法停止思考我的问题或者痛苦的感受。
- 当我有强烈感受的时候，我会失控并且做事非常冲动。
- 我注意到自己的应对方式会让自己从感觉痛苦变得感觉一塌糊涂。
- 我觉得强烈的感受让我非常尴尬。
- 没有人跟我的感受一样。
- 面对情绪，转移注意力比感受它要好。

在上面的清单里，看看痛苦耐受的困难跟不接纳情绪或者灵活应对之间的关系。我们在之前的章节里探讨的很多东西都是复杂的痛苦耐受行为的基础步骤。在痛苦耐受的过程中，这些步骤包括接纳、正念、关注情绪以及欲望冲浪。如果不去培养正念以关注情绪、关注欲望、接纳痛苦，想做到痛苦耐受是不可能的。没有觉察和接纳，就无法阻止危机的逐渐积累和形成。同时，由于痛苦耐受也跟你对自己应对能力的觉知有关，因此了解自己的想法也非常重要。最后，对自己价值观的觉察和对自己所选择的价值的承诺，决定了你会怎样回应。这一点，我们将在第 9 章进行讨论。毕竟，如果你在痛苦来袭时所做的事情跟对你真正重要的事情是背道而驰的，就会产生更多问题。

那么痛苦耐受跟情绪调节有什么区别呢？其实两者都需要正念。情绪调节适用于一般情况下的情绪体验，而痛苦耐受适用于特别强烈的、让人不堪重负的情绪感受。痛苦耐受需要运用你在前面章节里学到的所有工具。情绪调节需要协调，而痛苦耐受难度更高，也没有那么轻松自如。痛苦越是强烈，所需要的协调就越精确，在本章后面的内容里，你会看到这种协调所需要的实际上是从容地放慢脚步。

当你注意到情绪越来越强烈，比如，在从 1 到 10 的量表上已经达到了 7，而 10 是最强烈的程度，这时你就知道自己需要使用痛苦耐受了。考虑到情绪本身会攀升得很快，在这时关注自己的情绪、判断自己的感受有多强烈已非易事。

练习：关注强烈的情绪 End Emotional Eating

反思一下你在本周或是最近一段时间里的状况，有没有出现情绪让你感到不堪重负的情况，找出来关注一下。除了注意到这个情绪之外，你还可以把跟这种体验紧密相关的欲望也考虑进来。然后，你可以注意一下自己现在的感受，是选择去做跟这个强烈情绪相关的事情，还是选择来个欲望冲浪，跟这个欲望共处一下？

举例来说，回顾这一个星期的经历，你发现自己在想到工作中即将要做一个演说的时候，焦虑程度上升到了8。你由此而来的欲望包括大吃大喝和拖延，而且你不仅真的吃了不少东西，还花了不少时间上网闲逛，拖延着不去完成任务。现在，你感觉自己觉察到了这些行为对你没什么好处，因为你之后不得不熬夜干活，而且胃也会很不舒服，这反而会让演讲的准备工作和实际效果都不尽如人意。

在关注的时候，你不要去做任何评判，你只是简单地观察这些事情，并有了智慧的感悟，那就是跟着强烈的情绪去做事情会让你止步不前，甚至背道而驰。

1. 描述一下这个情境。
2. 这是怎样的情绪，它的强度如果用从1到10的量表表示，激烈程度如何?
3. 你体验到了想去做什么的欲望? 你实际上做了什么?
4. 对你所做的事情，你不带评判的想法和感受是什么?

每个人对情绪的体验都是独一无二的，一个人的心痛可能会让另一个人心碎。在这里，我们讨论的是你真实的感受，而不是你认为什么是“正常的”。有些人说，他们即便是在面对非常积极的情绪时也会感觉难以承受，而且非常冲动，跟面对极端的负面情绪时的状况毫无二致，比如面对愉悦或者爱。

当你感觉到情绪让你难以承受的时候，你可能需要聚焦对这种痛苦的包容，首先就是把正念和自我安抚作为第一步的准备工作。相反的行动、关注不同的诠释、在意见相左的时候直面自己的朋友，或者去做个正式的观呼吸冥想，这一切在我们情绪爆发、神志不清的时候，都会让人觉得完全无法做到，而痛苦耐受能让你在做出反应之前预先充个电。

痛苦耐受和情绪化饮食

如果你相信自己无法应对负面情绪，并且亟须驱除自己的痛苦，那么你自然有可能对饮食产生过分的依赖。你想要一个立竿见影的情绪修补方法，而食物恰恰是最及时的分心和愉悦来源，因为它们到处都是，唾手可得。用饮食来应对情绪会形成一个循环，可能会干扰你对其他替代应对方法的培养，而应对方法的缺乏又让我们不得不继续依赖饮食。请注意，就像本章早些时候讨论过的，我们用来解决问题的方法往往会让自己深陷泥沼不得脱身。情绪化饮食就像是用一个更黑更粗的永久记号笔去擦除一个钢笔墨渍，结果越描越黑。

练习痛苦耐受

到目前为止，我们已经讨论过，跟极端情绪相处这一能力的欠缺可能会导致人们做出不仅于事无补，而且会在未来雪上加霜的事情。如果因为不接纳情绪，再加之后续做出的行动而让危机始终挥之不去的话，这时的痛苦耐受就包括了学会改善当下，不再去做那些会带来更多危机的事情。你不能控制自己的想法和感受，但你依旧可以选择去拥抱它们。

你可以在以下所有情境中试着去实践痛苦耐受。

- 面对排山倒海而来的情绪静观其变。
- 应对由你所做的事情而引发的情绪。
- 接纳那些不去做自己习以为常的事情时所产生的痛苦。

举例来说，当你对自己的某个似乎生活条件很好的朋友感到妒火中烧的时候，可以选择痛苦耐受，在这个情绪中安坐不动。如果在这时你不去实践痛苦耐受而是冲动地进食的话，你仍然可以选择用痛苦耐受来应对你的嫉妒，以及由饮食所产生的内疚感。在任何时候你都可以实践痛苦耐受，静观面对不适感受，而不是臣服于冲动的渴求。在改变自己之前已成自然的习惯行为时，很多人理所当然地会受到强烈的情绪、想法或者躯体感觉不适的困扰。如果你选择戒烟，你也可以试着实践痛苦耐受，每当难受的感觉出现的时候，就去与之共处。如果你忍不住抽了一支烟，你也可以再次实践痛苦耐受，让你自己停下来，而不是接着抽下一支直到抽光一整盒为止。在发现自己退步的时候，痛苦耐受当然也可以用来应对由此引发的情绪。

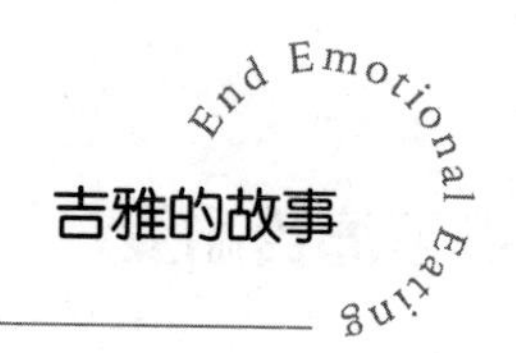

吉雅的故事

吉雅有一对非常活泼的双胞胎宝宝，但是他们都有学习障碍。她常常发现自己会心烦意乱、恼怒不已。在孩子们不去做作业并且哭哭啼啼吵闹不停的时候，她发现大吃大喝是自己唯一应对这种恼怒和挫折感的方式。她对自己的耐心不足也感到十分恼火，于是就去狼吞虎咽。然后又会因过度饮食、感觉肥胖以及“失去控制”而感到更加难过。当她感到极度伤心、难以自拔的时候，就更没法帮助孩子们做作业了，然后只能躲到自己的房间里去，说自己身体不舒服。再然后，她就因为自己做了个“忽视孩子”的妈妈而备感焦虑，躲在被窝里让临时保姆来管孩子，结果第二天早晨就会吃得更多。“我不仅愤怒、懒惰，而且无法自控。”

当吉雅在治疗中学习了痛苦耐受之后，她明白了应对压倒性的情绪时，选择并不是非此即彼的。她决心，尝试着在那些不可避免的烦恼暴躁时刻出现的时候练习接纳。当她评判自己的情绪并将它们扭曲放大，而没能及时把握住自己的时候，也开始练习着用更有帮助的方法来平缓自己的情绪，背对着孩子们坐下来，而不是跑到自己的屋里去。她发现用喷洒了桉树油的冷纸巾擦自己的额头是个提神醒脑的好办法，这让她能喘息片刻，并且不会妨碍她做个好妈妈。吉雅说她感到被赋予了能量，明白了她的情绪并不能控制她的行动，这挑战了她长久以来的一个信念，即“体验情绪就是被情绪所控制和掠夺”。她开始变得更加灵活，而且很高兴地发现自己越来越能够做到在大吃大喝之后，不退缩到自己的房间里去，而是继续跟孩子们在一起。

在任何时候，实践痛苦耐受都可以让你避免在情绪流沙里越陷越深。实践痛苦耐受的方式跟练习从流沙里抽身而退的方法几乎一样：缓慢地、有目标地行动，如图 7-2 所示。

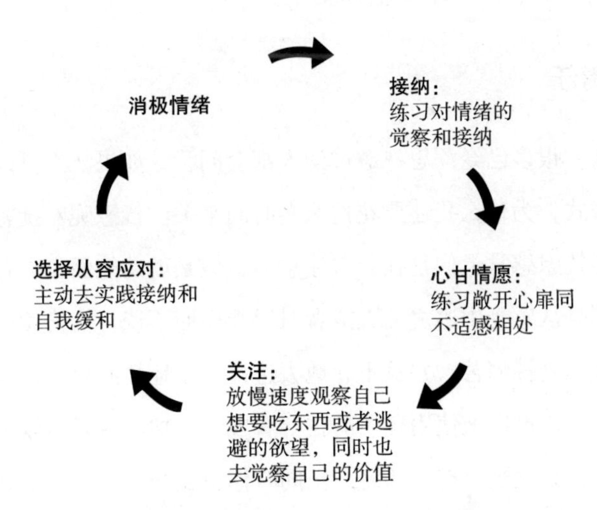
消极情绪
接纳：
练习对情绪的
觉察和接纳
心甘情愿：
练习敞开心扉同
不适感相处
关注：
放慢速度观察自己
想要吃东西或者逃
避的欲望，同时也
去觉察自己的价值
选择从容应对：
主动去实践接纳和
自我缓和

图 7-2　放慢速度自我关怀的循环

痛苦耐受的工具

应对危机时的感觉可能跟倒立一样。有趣的是，要想稳定地倒立，你的头部实际上并不承载任何重量。你用自己的前臂接触地面，收紧自己的腹肌、背部，保持思维专注，呼吸紧凑，你全身的重量都被身体自下而上地支撑着。与之类似，在危机状况下，跟自己的呼吸、核心价值观保持紧密连接，以及正念的技术都是非常有效的方法，比直接对自己的头部施加压力要有用得多。你没办法只是通过苦思冥想走出危机，你可以拥有一种智慧，让自己知道需要运用所有的工具来让思维进入解决问题的有效状态。

现在，就如同你能聪明地协调全身所有的肌肉来让自己稳定地倒立一样，让我们来看看从容应对危机所需要的特定工具。这里有很多工具都是基于玛莎·莱恩汉所教授的痛苦耐受技巧，已有成千上万人发现，这些方法极为有用。痛苦耐受包括了一整套接纳和抚慰的方法。

肩负起责任

多年以来，很多已经深思熟虑过的人都会问我，如果抚慰可以成为一种分散注意力的方式，为什么我还要花这么多时间来关注抚慰呢？抚慰跟逃避是一回事吗？虽然抚慰感觉上像是在分散注意力，但是就功能而言，它跟逃避大相径庭。你并不是从感受中逃之夭夭或者对感受避而不谈，恰恰相反，你注意到这种痛苦，接纳这种痛苦，并且正念地去选择真正地关照自己，让自己能够继续成长和前行。你可以把使用抚慰的技巧看成停车加油或者略做小憩：这是个必要的停顿，但是远远没有到达终点。同时你也要知道，在整个旅行的过程中运用这些技巧可以让你旅行得更好，就像在开车旅行时要停下来加油，或者停下脚步调整一下自己的呼吸一样。如果你正在参与某些运动的训练过程，你应该知道适度训练能让你循序渐进，而过度训练只会让你有受伤的风险。

这同样也是一个程度上的问题。举例来说，如果你真的感到非常难过，并且选择暂时放下自己手头不得不做的事情，去听几首流行歌曲来抚慰一下自己，这本就无伤大雅。但是，如果你花了四五十分钟听这些歌，就有些逃避的嫌疑。如果你觉得自己非常孤独，想通过跟他人的联结来抚慰一下自己，你可能会花上 20 分钟来查看电子邮件，但是如果你花上好几个小时埋头查看邮件或者上网浏览，然后把自己要去的普拉提课程忘得一干二净，那显然就是一种逃避了。熬夜之后打个小盹当然是对自己的关照，但这跟蒙头大睡一整天来逃避情绪感受完全不是一回事。与之类似，取决于你进食量的大小，吃东西可以让人精力充沛，也能让人头昏脑涨。抚慰作为一个痛苦耐受的工具需要被审慎地关注，并且要真诚地弄清楚自己的责任：我这么做到底是在继续前行还是准备逃之夭夭？

由于“抚慰”的行为很可能会让人在痛苦中徘徊不前，因而肩负责任就跟痛苦耐受的能力有着很大的关系。拖延、过度饮食、强迫购物，还有四处寻欢作乐甚至滥交，都是让我们陷入更深层危机的“逃避”行为的绝佳例证。

重新思考接纳

如同这本书自始至终所要表达的，不论是应对平常的情绪还是面对极端负面的情绪，接纳和心甘情愿都显得非常必要，对于各种不同强度的欲望来说，也是如此。现在，我们就来探讨其他一些练习正念的机会，一些在危机中会让我们备感挑战的机会。

接纳对食物的欲望

德雷赛尔大学的伊娃·福曼（Eva Forman）和她的同事研究了 98 个声称自己喜欢巧克力的大学生。他们给学生们提供了好时巧克力，要求他们别吃这些巧克力，48 小时之后原封不动地把这些巧克力还回来。在这里举这个例子的原因是，在商店里看到巧克力可能会短暂刺激你的欲望，想象一下带着巧克力回家，却两天都不能吃会是怎样的滋味！

实验者很有技巧地在每个巧克力上做了记号，如果有人拿其他商店里的巧克力来掉包，立刻会被发现。学生们被告知，这个实验的目的是希望了解人们在面对“禁果”食品时的应对方式。学生们被随机分到了三个小组，第一个小组接受了一些如何改变自己对饮食的想法的诀窍，第二个小组获得了接纳的培训，第三个小组没有接受任何训练。被分配在应对诀窍一组的学生学习了通过转移注意力或者当出现想吃巧克力的念头时，就去改变思维本身，借此来控制自己的欲望；在接纳小组里，学生们理解了试图控制自己吃巧克力的欲望实际上是缘木求鱼，相反，他们可以试着通过正念和心甘情愿来关注自己的体验；没有得到任何培训的那一组学生仅仅是被告知不要去吃这些巧克力。对于那些对食物的渴求最为敏感的人来说，接纳小组的结果最好。

实践正念的目的，是让自己意识到试图控制自己是无济于事的，而逐渐增加对感受的觉察，并心甘情愿地跟出现的任何东西共处要好得多。接纳对食物的渴求，包括在遇到任何食物时，不去控制自己，也不试图减弱对欲望本身的体验。

深陷危机的时候，我们都会有想要找个捷径快速改变情绪的欲望。而当我们面对欲望的时候，到底是去战斗，竭尽全力用思维把自己带出来，还是让步屈服呢？人们往往会选择靠思考来摆脱欲望，把屈服合理化，抑或干脆无所顾忌地去消费。当欲望出现的时候去接纳，实际上可以让你事半功倍。

接纳挫折

无法接受挫折也就意味着会有更多的挫折。阿兰·马拉特发明了一个术语，叫作破堤效应（abstinence violation effect），用来描述这种把挫折归因于自身内在因素的行为。比如，你身上有些自己无法控制的缺点，或者你认为挫折是个非赢即输的事情，这些都会让人旧病复发、故态复萌。举例来说，如果你深信不疑地认为吃了蛋糕就表示自己软弱无能，并且如果你觉得吃一小块和把整个蛋糕都吞下去是同样罪恶的话，那你更有可能把整个蛋糕吃个一干二净。实际上，你把自己逼到了毫无希望的境地。如果你换个方式，温柔地看到行为本身并不是非此即彼的话，你就能看到自己的行为有意义的地方。你可能会注意到这个蛋糕看起来真的非常好吃，并且提醒自己，吃一小块蛋糕跟吃掉一整个蛋糕并不是一回事。如果你不能接受自己身上那种“人非圣贤孰能无过”的人性，而坚持认为自己是“失去了控制”，那反而会导致你全盘放弃。

这种破堤效应很漂亮地解释了我们在本章开始时提到的，那些节制饮食的人为什么反而会在实验中吃掉更多的冰激凌，因为吃东西本身就会导致你越吃越多。如果一个人面对酒精苦苦挣扎，然后喝了杯酒，于是觉得自己一败涂地、软弱无能，那他就会喝得更多。接纳挫折和退步并注意到自己的各种想法，比僵化地对一个规则严防死守要明智得多。在无伤大雅、偶尔失误的时候，自我关怀以及接纳自己的感受、思维和欲望都会帮你继续向前进。

接纳饥饿

当然，剥夺自己的日常饮食是非常残酷、有害无益的，而且这跟本书的初衷完全相反。但是，的确有人会因为害怕自己有任何饥饿的体验而备受困扰。人们会因为恐惧而引发情绪化饮食，抑或心甘情愿地去接纳自己面对饥饿感的可能性。很多受到情绪化饮食困扰的人都有这种非黑即白的思维，因而他们对轻微的饥饿感也会感到极端不适。无法接纳饥饿感可能会让情绪化饮食愈演愈烈。朱迪思·贝克（Judith Beck）建议人们有意地少吃一顿饭，然后记录一下自己实际的不舒适程度，而不是去猜测臆想，然后如临大敌。

然而，如果你正处于某种非常强烈的情绪之中，如果能做得到的话，还是要按时吃饭。如果你正在遭受情绪的困扰，而且不论何种原因，手边确实没有食物可吃，那么你也可以在等待食物来临的同时练习一下对饥饿感的接纳。

有时，我发现自己的时间被很多来访预约占得满满的。我一般情况下喜欢每隔几个小时就吃点东西，但是每当我因为自己的时间规划做得乱七八糟并且有临床治疗要做的时候，就发现接纳自己的感受而不是去与之纠缠或者为其所困才是更好的方法，就跟饥饿感共处一阵，然后聚焦于此时此刻。

代价和收益

如同本章之前的研究者所指出的，在危机中，同时接纳一个行为所带来的代价和收益确实非常有挑战，因为我们更倾向于看到眼前的东西，而不是去思考长远的得失。在练习同时接纳代价和收益的时候，你会开始慢下来，注意到自己选择的行为所带来的好处和坏处。

如果你注意到自己在面对强烈的情绪时倾向于一次次地重复选择同样的行为，你可以考虑一下，找个头脑相对冷静的时候，去把这些行为的好处和坏处写下来。举例来说，情绪化饮食的一个好处可能是分散注意力，坏处就是摄入了多余的热量；跟情绪共处，而不去情绪化饮食的益处之一就是能带来掌控感，但坏处就是会感到不舒服。同时，指出这个好处或者坏处是短期的还是长期的，也十分有益。

练习：思考代价和收益 End Emotional Eating

找出一种当你体验到强烈的情绪时就会非常渴望去做的特定行为，然后列出做这件事和不做这件事的好处和坏处。举例来说，你可以列出情绪化饮食的好处和坏处，再看看与情绪共处按兵不动的好处和坏处。在每个好处和坏处的后面，如果你认为效果是短期的，就标注一个“S”，如果觉得是长期的，就写一个“L”。

抚慰

防范被情绪驱使或者做出冲动行为的最好方法之一，就是深思熟虑地用一种有策略的方法来抚慰自己。实际上，学会自我安抚是容忍强烈痛楚的最主要工具之一。当你处于强烈的情绪中时，保持思维清晰确实非常难以做到。你可能想要未雨绸缪，在自己体验到强烈情绪之前找到一些有效的应对方式。为了抚慰自己，你可能需要做与跟着感觉走的冲动截然相反的事情。抚慰是情绪和情绪引发的行为之间的一步，它能让你在不产生更多问题的前提下减缓一部分痛苦。

一般来说，正念地抚慰自己会非常有帮助，那就是做到每一刻都专心致志。如果你在自己的浴缸周边点上一圈蜡烛洗了一个泡泡浴，但是在洗的过程中却在对自己过去 10 年间的失败念念不忘、反复咀嚼，这又有什么好处呢？当你面对强烈的情绪时，一刻一刻地去接纳这种情绪是唯一有效的应对方法。心里想着“我的感觉永远会是这样”，那会给自己增加很多无名的痛苦。

当我们困在痛苦中时，享受愉悦肯定是很困难的。你或许可以通过有目的地把注意力转向自己之前忽视的很多自然而然的愉悦经历上，借此来抚慰自己。在沉重的一天过后，我发现健身教练播放了一首我曾经挚爱却多年没有听到过的歌曲《你好，4分钟天堂》。这个例子尽管对我来说恰如其分，但在别人看来可能不值一提。体验短暂的快乐对我们每个人来说都是一种挑战，因为我们会期望这种快乐永不停歇：再放三次这首歌吧！哦，不要啊，马上就要曲终人散了！

同样重要的就是用多种多样的方法来抚慰自己。如果你决定跑到迈阿密去玩一个星期，你会只做一个计划，就是去海滩游泳吗？如果下雨了怎么办？就像你规划的旅途越是丰富多彩，你就越开心一样，多选择一些活动来抚慰自己才会更有效。如果你害怕坐飞机，然后用音乐和食物来安抚自己，但是飞机起飞的时候，空乘人员让大家关闭电子设备，恰巧你也没来得及在机场买吃的，那就会让你不知所措、惶恐不已。手头上保留几个选择，学会利用所有的感官来安抚自己。

听觉

关注声音能把你的注意力从负面情绪中转移开。你可以去聆听大自然的声音、鸟语虫鸣、雨声风声，还可以去听听让你觉得抚慰的声音，或是自己的呼吸声。很多人都发现，听音乐是个非常能够平复心境的活动。音乐可以让人平静、舒适、激动或者从容。对一些患有神经系统疾病的人来说，音乐甚至有治疗的潜能，比如让患有帕金森病的人更具活力，或者让阿尔茨海默病和精神分裂症患者更加放松。当你用音乐进行抚慰的时候，记得选择那些能让你感到更加安慰，而不是会放大自己当前情绪的音乐。

视觉

有无数种通过注意周边的视觉线索，把自己的注意力从痛苦中转移开的方法。你可以试着看看自己所爱之人的照片，注意自己身边的人，欣赏自然风光，或者去观察艺术品和建筑。每当我独自坐地铁时，忧虑或紧张都会让我感到惊慌，而观察车厢里的其他人则会让我感到非常放松。

触觉

自出生之日起，触摸对我们来说就具有抚慰的功能，它甚至能影响人类的发育过程。通过自己按摩双手或者接受别人的按摩来抚慰自己、穿宽松舒适的衣服、享受温暖沐浴的感觉、在身上涂润肤乳、跟宠物玩耍、用局部松弛剂按摩酸痛的肌肉、握住一个压力球、感受自己的脚踩在地面上或者臀部坐在椅子上的感受、在自己脸上敷一条热毛巾……有无穷无尽的创造性方法可以让你通过触摸得到安抚。

如果你在网上做一些研究的话，就会发现一些能够释放出芳香疗法味道的压力球。我有很多受到强烈情绪困扰的来访者都发现，手里握一块冰让它慢慢融化，能够让人从痛苦的想法和欲望中分心。冰块未必能让你觉得有多么安慰，它会把你的感觉从自己的思维上转移到当下的躯体感受上来，而这本身就让你感觉像是获得了片刻喘息。

练习：冷冻橙子

首先，冷冻一个橙子并放在冷冻室里备用。当你再次感受到强烈的情绪时，如果可能的话，就像本章前面所提及的“关注强烈情绪”的练习里所说的那样，在开始的时候关注这个情绪，并给它贴个标签，标注上情绪的强度，以及你自己的欲望。然后，把冷冻的橙子握在自己手里。

1. 手里握着这个橙子的感觉是怎样的？你可能会注意到它的温度和质地。你可以像握着一个球那样去挤压它。你可能会注意到它的气味。你对它的外观有怎样的发现？

2. 如果你注意到自己的思绪飘来飘去，能否让它们回到手中的这个橙子上来?

你可以花上几分钟的时间握着这个橙子坐下来慢慢感受，然后换个方式继续抚慰自己，又或者注意一下，在你通过全然地关注这个橙子的方式来跟当下接触的时候，自己的欲望有没有变化。

味觉

我们都知道，把自己的注意力从思维上转移到好味道上来能够缓解痛苦，人们也习惯于用安慰食物来安抚自己。但是还有其他的方法去品尝味道吗？在一杯茶里，你也可以轻而易举地发现味道。对我来说，写作的时候，我一般会泡一杯肉桂茶来放松，或者吃一小片口服姜片、口香糖或者金橘，都能让我把注意力从脑子里转移到舌头上去。你能不能想到有哪些口味可以让你把自己的注意力转移到当下，同时又不至于去情绪化饮食呢？

嗅觉

找个时间去闻一闻香熏蜡烛、你最喜欢的香水、鲜花、炉火里烧木炭的气味、芳疗精油，或者其他能让你体味当下的气味。但是也要注意到，有的气味可能会加剧你的痛苦。举例来说，你可能会发现有些味道，比如失恋爱人的香水味或者巧克力的香醇，会让你变得痛苦不堪或者欲火难耐。那么你能否想到一些对你有所帮助的气味呢？

练习：带香味的SPA浴巾 End Emotional Eating

在一碗冷水里滴两滴桉树油，用它来浸泡一块小毛巾，再把这块毛巾整齐地叠好塞进一个密封袋里，然后把它放进冰箱。

1. 当你遭遇负面情绪并跑到冰箱里寻找安慰食物的时候，关注自己的情绪和欲望，并运用本章前面提到的“关注强烈情绪”的练习，对它们的强度进行评级。
2. 把那块毛巾拿出来，放在自己脸上。
3. 对自己的情绪保持关注，同时开始觉察这种凉飕飕的、有香味的毛巾盖在脸上传递给躯体的感觉。深深地呼气、吸气，你可以把毛巾放在额头上、脚指头上或者脖子上，让自己的注意力在深呼吸的同时去感受任何躯体上的感觉。
4. 在使用这块毛巾进行自我舒缓之后，再次评估一下自己当前情绪和欲望的强烈程度。它们是有所增加了？还是变得少些了？或者是没有什么变化？自我舒缓能不能帮助你不去做任何冲动的行为？

除了用躯体感觉来进行自我舒缓之外，你也可以通过让自己活跃起来、明智地饮食、寻求意义、给予、鼓励自己、祈祷或者寻求帮助等很多办法，来应对负面情绪。

让自己活跃起来

让自己活跃起来，可以把你的注意力从那些令你深陷其中的想法里转移开。如果你感受到了强烈的负面情绪，同时把自己的注意力从对自己的价值判断上转移到种花种草或者阅读书籍上，哪怕只有一小段时间，你的感觉都有可能发生变化。请记住，当你改变行为的时候，你的大脑也会发生变化！如果你选择的方法是善待自己，并让自己从思绪中走出来的话，练习让自己喜悦可能会是一项极有意义的活动。

明智饮食

葡萄糖是大脑的燃料。低血糖跟自我控制能力的下降息息相关，把血糖提升到合理的水平是一种增加自控能力的有效方法。在自己生理饥饿的时候缓慢且明智地进食是应对强烈的负面情绪时至关重要的一步。如果你知道自己将要面对一些会刺激强烈情绪的情境，吃点健康的零食不仅能减少饥饿给你带来的脆弱，同时也能改善饥饿所造成的低自制力。

寻求意义

在痛苦之中寻求意义能够培养接纳和心甘情愿的能力。如果你把痛苦视为一种在你坚持自己的价值观和理想生活时所要付出的代价，而不仅是一种痛苦，你就可能会改变你跟自己的体验的关系。从情绪化饮食里抽身而退未必意味着被剥夺，而更有可能是一种依照自己的选择去生活的机会。

所有人都会深深地体验到一种不完美感。如果我要求你简单地从他人的视角来体验自己的不完美之处，你可能会感到十分局促不安。如果你是那种把自己跟他人，或许也包括你父母之间的关系看得很重的人，你就会把自己体验到的痛苦视为一种有意义的联结，因为它会让你跟他人产生共情，任何人都会有产生这种不完美感的时候。那么你是否愿意跟这种自己身上有些东西并非完全正确的感觉共处呢？如果你的孩子带着同样的感受回到家，你能够真正地理解他们吗？

发现意义既需要正念，也需要反思式的思考。有一本关于这个主题的非常有说服力的好书，那就是《活出生命的意义》（*Man's Search for Meaning*），作者维克多·弗兰克尔（Viktor Frankl）在书中举了一个例子，一位男性正在哀悼自己意外去世的妻子，通过在这个悲剧之中发现意义，他关注并接纳了自己的巨大痛苦。这位男性首先感到欣慰的是，自己的妻子先于自己逝去，这就意味着她不会经历自己死在前头会给她带来的难以承受的痛楚。爱就意味着会失去。继而，这位男性在寻找自己对妻子的生命所做出的贡献时发现了意义。她并未孤独地死去，也没有遭遇那种痛失爱人的难过生活。那么你在自己的失望或者痛苦体验中，能够发现怎样的意义呢？

给予

把你的注意力从自己的痛苦上转移到对他人的觉察上，可能会给你一个实践正念的机会，同时也是一个让你为身边的人做点有意义的事情的机会。如果你正在为失去一份工作而忧心忡忡，或者感到很抑郁，那么关注自己的痛苦、接纳它并坦然承认，然后允许自己把注意力从自己身上转移到其他人身上，这未必会让你感觉更好，但是能让你活得更伟大，你也会因此而培养出更强的觉察能力。

一位让我非常钦佩的心理学家，曾在自己的生命早期饱受海洛因成瘾和自杀想法的困扰。他回忆起那时自己唯一能够找到的工作就是为残障人士洗澡。在那个时候，他把自己看得一无是处，而且坚信自己的存在是他人痛苦的缘由。在给别人洗澡的时候，他会把注意力从自己到底有多少毛病上转移到眼前的这个人、这个时刻，而不是聚焦在他自己那种痛苦的情绪化评判上。有一次，当他专心致志地给一位残障人士洗澡的时候，他接纳了自己的痛苦，并且第一次看到自己能够用一种有意义的方式来生活：

> 我在很多年里绝望且深信不疑，认为自己是个为祸人间的渣子。任何接近我的人都会精疲力竭并惹祸上身。离我越近，你就越倒霉。很多人在死到临头的时候才悔之晚矣，但最终他们都会恍然大悟。这就是一直以来占据我心灵的故事……
>
> 但是，当我跪在这个水雾缭绕的浴室里时，我突然发现自己竟然是个有用之身。我从没想过自己对他人还能有用。同时，那天的感觉对我来说简直难以言喻，在那个浴室里，我双膝跪地，得知自己原来也能造福于人。现在

回想起这一切，仍会让我热泪盈眶、感激涕零。

记得这一点大有裨益：在慷慨给予的时候，你并不是在将自己的痛苦小而化之，或者在对自己或者他人进行评判。你是在放宽自己的视野，让自己不再深陷思维之中，而是真正开始生活。

鼓励自己

请牢记，痛苦耐受跟你对自己应对痛苦的能力的觉知息息相关。每当情绪压得你喘不过气来的时候，关注这些让你痛苦的想法，然后温和地给自己以支持，就像你会去帮助自己关爱的人那样去做。

我有一位充满智慧的来访者注意到，在她跟肥胖苦苦斗争了 20 年依然坚持不懈地尝试各种新鲜方法的时候，与其认为自己“尝试了所有可能依然如故”，或者“一切都无济于事”，把这一切看成“永不言败”好像是个好得多的尝试。你也可以通过觉察自己虽然苦苦挣扎，但是终于应对自如的那些时刻来给自己鼓劲儿。其中的关键并不是给自己一种虚假的信心，或者把“坏的”想法替换成“好的”想法，而是需要营造一个环境，让你能够朝着符合自己价值观的方向前行。你可能会想出几句让你热血沸腾的格言或者警句，比如“深深呼吸，全然生活”，或者“一步一个脚印”。我最喜欢埃莉诺·罗斯福（Eleanor Roosevelt）的话：“每天做一件让自己感到惊讶的事。”

祈祷

找到片刻时间敞开心扉向更宏大的力量祈祷，也能促进你的应对能力。你并不需要抱持某种特定的信仰才能这么去做。凯利·威尔森（Kelly Wilson），就是前面提及的那位智慧满满的心理学家，他说自己是一位无神论的祈祷者。任何怀着接纳之心的祈祷都会有所帮助。你并不用许愿让痛苦消失不见，恰恰相反，你可以祈求拥有接纳的能力，或者跟智慧和真相相联结的勇气。祈祷未必能在痛苦煎熬的时候让你如释重负，在祈祷的过程中，你可能会发现那种早已深埋在心中的信念。祈祷能让你觉得自己并不是一个人孤军奋战，你或者是跟神圣的力量相联结，或者是跟自己内心的智慧相接触。每当心头浮上绝望，祈祷就会把你的心灵照亮。

在痛苦的时候，你可以为其他苦苦挣扎的人祈祷，把注意力从自己身上转向他人，这会让你感到非常有意义。为他人祈祷是把祈祷本身和慷慨给予的能力整合到了一起。在痛苦的时候，想到自己是芸芸众生的一分子也会感到莫大的安慰。很多时候，在自己感到痛苦的时刻里，当想到其他人也在苦苦挣扎的时候，我就转而把自己的注意力投向了祝愿他人的痛苦得以解脱上，于是发现自己不仅感受到了更多的联结，也更少会被自己的痛苦觉知所困扰了。

寻求支持

社会支持对压力而言是个强有力的缓冲器，可以在痛苦来临时起到很大的作用。你可以给自己的朋友打电话、约见一位心理咨询师、打个热线电话、聆听你关心的人给你的电话留言，或者想想你关心的人们，有很多方法可以让你得到帮助。当然，有的“支持”会让你的压力不减反增。思考一下，你觉得在特定的情境下，哪些支持对你最有用？我们会在第 10 章更多地讨论关系的问题。

准备更加从容的缓解方法

我们都知道，在真正面对情绪的时候，自己可能会被无能为力的感受紧紧包围。为了在情绪和欲望来临的时候做到有备无患，现在就做点力所能及的事情会大大增加你的应对能力。

作为起点，你可以开始收集每天能够帮助你提升正念和智慧的时刻，也可以找些类似的提示放在家里使用。因为在面对吃喝的欲望和深层的恐惧时，你的反应可能很不一样，你可以为不同的情绪体验准备不一样的应对方法。这些正念的目标、空间和练习可以被统称为“润滑储备”。

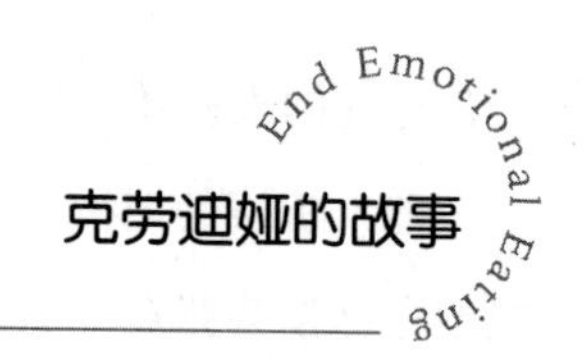

克劳迪娅的故事

克劳迪娅总是随身带着一个化妆盒来帮助自己跟情绪化饮食做斗争。化妆盒里放的是几张对她来说至关重要的照片、几个写着能让她感到振奋的格言警句的小纸条、一个冥想手镯、一张列举了情绪化饮食得失的单子、一个精美封装的小卡片。其中，小卡片上有她所有价值观所组成的饼图，这将会在第9章里有更多的讨论。此外，还有一个香包、一盒味道浓郁的口香糖、一个在她真正感到生理饥饿时可以吃的低热量格兰诺拉燕麦卷，以及一个她感到对自己有用的替代行为清单。她还找了一系列自己在呼吸练习时可以聆听的歌单。

在家的时候，每当克劳迪娅感到自己在情绪的驱使下想吃东西，就会跑到她在自家办公间为自己保留的小角落里小憩。她在那里为自己准备了一个舒服的躺椅、一个微型的桌上喷泉、一些珍藏的贺卡，还有一个白板，用来在她有被剥夺感时写出自己珍惜和感激的事情，以平复心情，另外还有一个在家里可以做的有益处的事情清单，还有一个写着叫外卖大吃一顿的好处和坏处的单子。

能让人感到放松舒缓的方法，每个人都不同。要想让这个办法对自己有所帮助，你需要找到对自己适用的特定方法来让自己做到接纳和安抚，而不是去与之斗争或者冲动应对。

练习：积累自己的抚慰方法 End Emotional Eating

花些时间来识别那些会让你有情绪化行为的情境，另外需要准备一些索引小卡片。

1. 至少找出两个你想要面对和更好应对的特定情境下的情绪或欲望。
2. 对每一个特定的情绪或欲望，各自做一套 11 张的索引卡片。在每张索引卡的顶端，把这个情绪或欲望写在上面。每张卡片代表下面的一个类别。

- ◆我实践正念的方法。
- ◆我合理饮食的方法。
- ◆我用声音抚慰自己的方法。
- ◆我用图像抚慰自己的方法。
- ◆我用味觉抚慰自己的方法。
- ◆我用嗅觉抚慰自己的方法。
- ◆我给自己打气鼓劲儿的方法。
- ◆我祈祷的方式。
- ◆我觉察意义的方式。
- ◆我给予他人的方式。
- ◆我身边的支持。

在每张卡片上，写下几个属于这一特定类别的行动，你想尝试用它们来应对这些情绪或欲望。给每个情绪或欲望都建立一套单独的索引卡片，因为在面对不同的情绪或欲望时，你想要采取的方式可能不一样，举例来说，你嘴馋的时候和非常害怕的时候，应对方式就完全不同。

3. 在你的清单里着重标注几个你决定在本周马上开始尝试的行动。你甚至可以试着稍微练习一下这些情绪，以建立习惯。
4. 每次当你采取了这些行动之后，关注一下它是否真的帮你做到了更好地接纳，并让自己投入到真正在意的事情上了。
5. 根据需要随时更新这个清单，让里面的东西总是对你最有帮助、最有效。
6. 现在，你就可以做一套终极版的清单来应对你选择的情境了。

请记住，运用这些抚慰手段的目的并不是让你感觉更好，而是帮你用更好的方式去生活。实际上，当你在情绪化饮食到来，狼吞虎咽的那一刻，你的感觉可能会更好。跟过度饮食或其他不健康的应对方式相比，这些抚慰手段在短期内的报偿可能更低一些，但是随着时间的延续，练习使用这些方式可能会让你拥有更多选择的自由。

总结 End Emotional Eating

在本章中，我们讨论了强烈的情绪会对我们的行为有着怎样的影响，包括不良情绪会如何让我们南辕北辙地偏离对自己最重要的东西。这不仅是因为情绪会让我们头脑发热、难以冷静，对情绪的不接纳本身也会导致冲动的行为。学会正念地接纳自己的情绪、欲望以及挫折，同时用更合理的方法来抚慰自身，就能让我们更从容地应对各种诱惑，不论是冰激凌、自助餐，还是一时的心灰意冷、想要放弃自己远大抱负的想法。

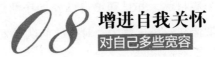

08 增进自我关怀
对自己多些宽容

End Emotional Eating

同情心可能是灵魂唯一的解毒剂，即便是最为凶险的冲动，如果有同情心伴随左右，也会少些伤害。

——埃里克·霍弗（Eric Hoffer）

我非常喜欢研究教养方式，因为我们自身认为的哪些东西可以帮助我们把孩子培养得有能力管理情绪、能够跟其他人一起玩耍、能够投入有意义的活动，对于我们理解自身的发展过程很有帮助。

在考量最有效的教养方式，或者说对我们来说，就是自我成长方式的时候，可以看看下面几个不同的选择。

- 低期望，高热情。
- 低期望，低热情。
- 高期望，高热情。
- 高期望，低热情。

你可能会把期望看成你自己的目标，把热情看成对自己在整个过程中的体验以及对情绪的接纳和理解程度。举例来说，低期望、高热情可能意味着你不会太为难自己，并且知道自己要循序渐进、从容不迫。高期望、低热情看起来就像在一场比赛中，对自己的队员发号施令的教练：“少废话，给我赢！”

上面列出的几种情形，哪一个更符合你对待自己的态度呢？你有没有觉得哪种方式可能最有效果？花点时间回顾一下你的亲身体验：你可以反思一下自己学到的东西，它们都代表了上面的哪个姿态，哪种情形促成了你的成长。研究显示，高期望、高热情的选项，就是设定鼓舞人心的目标，同时用友善的方式来关注你的体验，跟自我把控和成长的联系最紧密。

自我关怀实际上就是在设定高标准的同时，也对自己生而为人的局限性有所理解和包容。反之，如果在没能成功的时候降低自己的期望，那既算不上是宽容之心，也不能说是良善之举，这些想法应该被我们用正念觉察到，却没必要真的去那么做。痛苦煎熬的根源并非高标准本身，而是自我批判的苛责。跟完美主义相比，自我批判更容易引发焦虑、抑郁以及进食障碍之类的症状。用自我接纳的心态尽力完成任务，还是让做事的结果来决定自己的价值，两者所带来的影响有着天壤之别。我们所有人都在面临的一个挑战，就是在追求至关重要之事时能否依然保持镇定。

如果你正在遭受情绪化饮食的困扰，你可以尝试着仔细规划自己的每一餐饭，正念地饮食，同时也接纳自己的情绪和退步。你可能会更明智地思考：“我会竭尽全力跟自己的情绪共处并且监管饮食，但是我的体形决定了我永远也不可能把自己塞进小号的衣服里去。”或许你会说：“既然贪吃是个很难抗拒的习惯，我偶尔破戒一下也情有可原。等下一次我感到食欲大开的时候再放慢速度，控制欲望吧。”这比那些偏激的想法要强得多，比如：“我又吃多了，下顿饭不许吃了。”或者是更为悲观的想法：“就这样吧，我等事情变得更容易的时候再做出一些改变吧。”抑或更加被动地想：“无所谓了，爱怎样怎样。”

人生本就充满了艰难，当你面对挫折或者退步，比如由于情绪原因而进食、被人批评、体重增加或者处在关系破裂之后的负面情绪之中时，会不会对自己更加苛刻、感到羞耻或者干脆放弃？最常见的情况是关心则乱，当我们处在撼动自己核心价值观的情境中时，往往就会求助于甜甜圈、药物或者自己的死党闺蜜。磨砺自己抚慰自身的能力会让你获得持久的回报，就像在之前的章节里一再提及的，批判苛责、沉浸在羞耻之中或者不接纳自己的人性，都会让人在困境中难以自拔的思维习惯，而自我关怀却可以滋养你的精神，保护你不受负面情绪的伤害，促进身心健康。

什么是自我关怀

自我关怀包括“为自己的痛苦动容，同时又保持开放的心态，感受对自己的关爱和善良，也对自己的不足之处和失败抱持一种理解而不带评判的态度，并且知道自己的体验恰恰就是人之所以为人的正常体验的一部分”。

分解一下，自我关怀包括以下三个部分。

- 对自己的关怀和理解。
- 把自己的体验看成人之所以为人的一部分。
- 正念地关注自己的思维和感受。

上述这三个部分都是相互关联的，而且都属于广义的正念和接纳的一部分。我们已经讨论过如何接纳自己所处的环境了，在自我关怀的行动中，我们会把这种接纳指向我们自身。当你在自我关怀的时候，就是在对自己的挫折、退步进行理解和接纳。你可能早就注意到了，与其他人一样，大家都不可能是完美的，都会体会到各种人生的酸甜苦辣。自我关怀本身就具有价值，就像现金一样，你可以用它来获取其他有价值的东西。举例来说，自我关怀能够帮助我们提升很多本书提及的其他技能，包括正念、情绪调节以及痛苦耐受，同时也可以作为这些技能的基础。

我可以大胆地猜测，跟其他所有人一样，你肯定也体会过一种感觉，就是自己身上有些地方不对劲儿。注意到这种感受本是人性的一部分，在芸芸众生中普遍存在，它可以让你改变与这种体验之间的关系。在心理学家参加的讲座中，如果你问听众是否感到过有让自己难以忍受的缺陷，几乎每个人都会举手。我怀疑不仅是心理学家有这种感受，这种人类共有的体验，把你、我跟他人联系在了一起。

当你尝试着温暖自己的时候，你就可以创造出对他人进行抚慰时一模一样的感受。当我们激活了自我关怀的时候，我们的抚慰系统就开始工作了，这比在内疚和自责的想法中难以自拔要好很多。

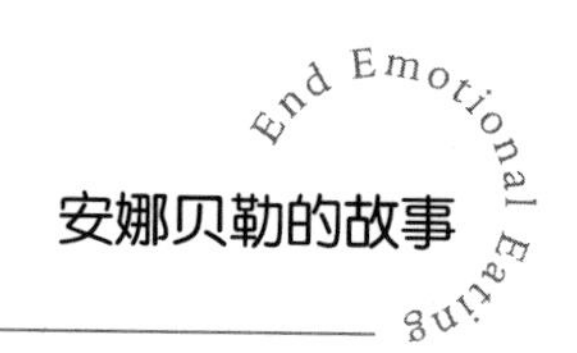

安娜贝勒的故事

安娜贝勒大多数时间里都对自己的身体感到很不满意。她很害怕约会，在很多年里都完全不跟异性交往。这种因为害怕被潜在的对象评判所带来的脆弱感让她觉得难以忍受。在10年前的一次短暂恋情最终痛苦分手之后，她决定不再跟任何人约会了。她偶尔也会尝试一下认识新人，但是马上就会发现自己深陷在“别人不会喜欢自己”的想法里，如果对方没有跟自己继续联系，她就会开始自怨自艾，她坚信：“我不招人喜欢，不够漂亮，而且大家都说，40 岁之后就很难遇到合适的人了。”

如果她决定赴约，也会战战兢兢地约束自己，不提出任何要求，生怕竹篮打水一场空。但是在几个初次见面都不再有后续往来之后，她决定在自己成功减肥 30 斤之前不再见任何人。在学习了“全面接纳”之后，安娜贝勒自豪地宣布，她现在会用接纳的方法来抚慰自己，学会处理由“我再也不会找到伴侣”的思维所带来的痛苦。我跟她表明，接纳是跟宽容、关爱紧密相连的，我们当然可以接纳自己单身这个事实，但是安娜贝勒所说的“接纳”其实不过是一种“无望”。

我们讨论了同情跟放弃的不同之处，然后讨论了如何觉察这种想要放弃的欲望。关爱自己意味着你允许自己感受自己，并渴望自己的渴望，而不是被羞耻所淹没，或者放弃对自己重要的东西。很多人都会在约会的时候深受不安全感的困扰，尤其是当约会体验让人备感痛苦的时候。

在治疗过程中，我和安娜贝勒用了一些时间不去谈她自己的特定处境，而是讨论了如果她的侄女卡拉有同样的困扰，她会做些什么。安娜贝勒告诉我，卡拉非常害羞，即便待在自己的高中同学身边，也很缺乏安全感，她觉得自己不够聪明，也不受大家的欢迎。然后安娜贝勒充满同情地说：“当然，我还是会鼓励她出席自己的毕业舞会。”我们看到，她对待自己和对待卡拉的方法大不相同。

安娜贝勒承认了自己面对孤独时的痛苦感受，她也明白渴望得到一位伴侣并不是什么自私之举，而是人之常情。我们一起规划了如何把仁慈带入她的体验之中，接纳自己当前的单身状态，同时也开始跟那些看起来有兴趣的人接触。她开始学会给自己鼓气，同时也注意到了那些会妨碍她同情、抚慰自己的念头。这让她得以重归那些希望卡拉也能坚守的价值观。

安娜贝勒也开始把同样的仁慈和理解带到了自己与饮食相关的活动中。当她破戒吃了一种“禁止”食物时，她会心怀接纳地坦然承认自己犯错了，同时依然抚慰并带领自己继续朝向目标前进。最终她意识到，把某些食物标记成“禁止食用”是件挺残忍的事，于是她也允许自己有节制地品尝那些人人都爱的好东西。她意识到，实际上当她给自己许可的时候，反而吃得更少了。

调理饮食和与感受共处需要付出努力，同时安娜贝勒也注意到，采用这种方法之后，她的精力更加充沛了，并且认识到，即便没有遇到自己的“真命天子”或者不能减肥30斤，她也能通过对自己的关爱取得了很多有意义的成就。

End Emotional Eating

自我关怀和自尊

自我关怀和自尊不是一回事，两者间的一大根本区别就是，评判产生自尊，而自我关怀则反映了接纳。一般来说，我们通过取得成功来获取自尊，我们的自我价值取决于我们成功的程度。为了判定“我非常棒”或者“我比绝大多数人好”，你就需要进行评判。即便是好的评判，对自己进行评判的行为会强化评判技能本身，而这恰恰让你更容易受到负面评价的影响。一旦你得到了褒奖，你就会发现自己开始费尽心机地想要保卫这种荣耀，你竭尽全力取得胜利，然后更加努力地去保卫自己的胜利果实。这背后的潜台词却是，你需要“表现更好”来让自己有价值，也就是说，你从心底相信你自己其实不够好。

你可以去做所有能让你提升自尊的事情，而且实际上，你确实有可能提升自己的自尊。但是竭尽全力去建立自尊也会有很大的副作用：你会变得自私自利、独来独往，还会面临更多情绪和身体上的问题。保持对自己的特定看法的需要会让你产生很大的压力，而且并不能真的增加你的成就。当你的自尊树立在自己面前时，你会选择放弃某些目标来规避那种自我感觉变差的风险，而这会限制你通过学习和掌握新技能来提升自己的机会。不仅如此，当你的自尊处于危险状态时，你可能会感到喘不过气来，进而选择用过激的行为来应对。

自我关怀却能在提供一些跟自尊相关的良好感觉的同时，避免那些不良的副作用。提升自尊就仿佛用加注氦气的方法来让自己膨胀，你确实会变得更大，但实质上还是一如既往，甚至反而会变得更加脆弱，因为当自己的自尊被刺破时，你会备感痛苦、不堪一击。而自我关怀是更为实际和真诚的方式。

自我关怀的科学

很多时候，自我关怀被大家认为是一种“听起来不错”但是“太过感情用事”的东西。在实践自我关怀的时候，你可以安住当下片刻，关注那些冒出来的念头。你在想些什么？你会不会相信下面的这些想法？

- 对自己仁慈会让我变得懒惰而且自私。
- 保持强硬才是我的生存之道。
- 对自己仁慈会导致我沉迷放纵，比如饮食过度。
- 想想我自己的过去就知道，我做不到。

有个现象总会让我愤愤不已，就是以妄自菲薄的方式呈现自己被视为一种美德，而爱和仁慈或者自我关怀的行为反而会被人诟病。在脑海中，个人成长往往会跟竞争、结果和批评联系在一起，与此同时，我们却会把自我关怀看作放纵或者沉湎。如今，既然你了解了自己对于自我关怀的一些看法，让我们再来看看跟这些想法相关的一些事实。

有趣的是，能够培育改变和成长的恰恰是自我关怀而不是自我批判。这两者都会引发一个自我强化的循环过程，如图 8-1 和图 8-2 所示。

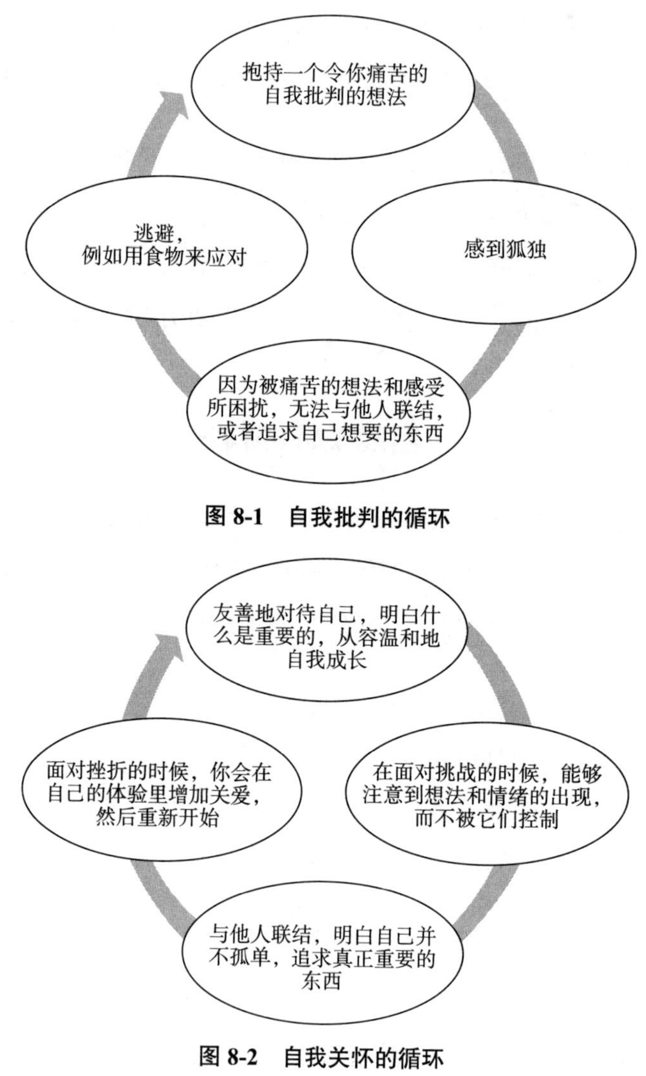

图 8-1　自我批判的循环

图 8-2　自我关怀的循环

自我关怀能够切实地提高你管理自己情绪和欲望的能力，还会改变你应对痛苦的方式。跟较少有自我关怀行为的人相比，更多地进行自我关怀的人也就更少地去反刍自己的思维，并能体验到更积极的情绪感受。当你遇到挫折或者消极事件时，如果用自我关怀来应对，你就更倾向于接纳自己的行为，而不会感到不堪重负。如果回想一下第 7 章里提及的那些关于不用食物而是用其他方法来应对痛苦的各种例子，那么这些内容也许会让你觉得非常熟悉。当你接纳“人有失手，马有失蹄”，以及你的失败并不能定义你这个人的时候，从挫折中学习并继续前行就会容易很多。

自我关怀与精进

设想一下，你正在为自己的烟瘾苦苦挣扎，在生理上和情绪上都非常依赖尼古丁的情境。哪些事情会对你戒烟有所帮助呢？众所周知的方式包括聆听那些骇人听闻的励志演说、观看一些不堪入目的肺癌图片、逐渐减少吸烟量并且有条不紊地进行追踪、往身上贴尼古丁贴或者采用催眠戒烟法。所有这些方法都让你不要闲着，去做一些改变或采取一些行动。有趣的是，练习对自己的接纳实际上会在吸烟者身上引发一些变化。跟使用其他被证明卓有成效的戒烟法的人相比，那些被教授了自我关怀的戒烟者吸烟量下降得更快，甚至是在他们觉得自己还没准备好开始戒烟，还在对自己进行苛刻评判的时候。

与此类似的是，当那些考试成绩不好的学生开始练习自我关怀的时候，他们变得更加能够接纳自我和进行情绪控制，并且逐渐开始有所进步。换句话说，自我关怀是一种最好的驱除逃避和不必要痛苦的方法。在学习的过程中沉浸在负面情绪里显然无济于事，而自我关怀则促进了正念和专注，让你能够完成平时可能会逃避的一些任务。

自我关怀与饮食

我们都明白，诸如奶酪通心粉、炸薯条或者逾越节丸子汤这类安慰食物确实能让你飘飘欲仙。如同我们在前面的章节里讨论的那样，也跟你的亲身经历相吻合，安慰食物带来的快感会转瞬即逝。用吃挡情绪也就意味着依赖一些身外之物来取得慰藉。如果进食被你用作逃避负面情绪的方法，那自我关怀就是一种切实可行的觉察方式。你可以在任何时候获得舒解，而不必依赖任何临时的外来之物。当然，这种抚慰的源泉需要技能和练习来慢慢滋养。

心理学家在一项研究中考察了将近 100 名女性大学生对于节制饮食和对饮食有罪恶感的倾向。研究者跟她们解释说，这项研究考察的是饮食和看电视的行为。每一名女大学生都会得到一个甜甜圈，在吃掉它之后，每个人都会被要求去试吃一种糖果。你可能会想到，这跟我们在第 7 章里谈到的内容很相似，人们往往会倾向于破罐破摔，以暴饮暴食作为对自己破戒的回应。在这项研究之前，研究者对随机挑选出的一组女大学生做了充满同情心的演说：“每个人都会偶尔吃些不健康的东西，所以我不觉得有任何理由让我因此而感到罪恶。”在考察开始之前听到这个演说的女孩，在之后的甜品试吃环节并没有吃得太多，即便是那些正在节制饮食的女孩也是如此。慈悲和宽容减少了痛苦，并改善了饮食行为。换个说法就是，当你做出接纳的行为时，你就更加能够回到正轨上来。

自我关怀意味着你会宽恕自己。当你因为饮食而备感内疚的时候，往往会吃得更多。

练习：变身富有同情心的教练 End Emotional Eating

培育自我关怀往往是件非常具有挑战性的事情。在脑海中保有一个富有同情心的形象往往能帮助你体验自我关怀。

1. 花几分钟时间在脑海中想象一个富有同情心的人。可能是你熟悉的人，比如祖父母、老师，或者自己的一个朋友，也可能是一个跟你并没有私人关系的人。
2. 一旦你选定了这个仁爱慈悲的榜样，就关注一下这个人的某些特定细节：在你的思维里，注意他的面部表情、穿着打扮、声音神态以及身体姿态。
3. 心中有这个形象之后，你的感觉如何？
4. 现在，以这个富有同情心的人的视角给你自己写一封信。当你面对挑战的时候，他可能会对你说些什么呢？你可能会选择一个特定的挑战，比如在感到焦虑或者情绪不好的时候产生暴饮暴食的冲动。当看到你在苦苦挣扎的时候，这个人会对你说些什么呢？写完这封信之后，用充满慈悲的声音把它大声朗读出来。
5. 当你下一次面对某个冲动或者困难的时候，把这个情境带到眼前，体会那种温暖、理解，还有那种内在的力量。然后，像那个充满同情心的人那样对待你自己，比如对自己说一些他可能会说的话，或者用拍拍肩膀的方式做出一个支持你的姿态。
6. 允许自己真正地体验这种仁慈。
7. 在践行自我关怀的时候，关注一下那些自我批判的想法是否会出现，并把这些想法作为一种让自己回到自我关怀和怜悯上来的机会。

自我关怀与顾影自怜

莎朗·沙兹伯格曾说：“使用‘我、我自己、我的’这些词跟爱自己是截然不同的两回事，就像那种只为他人着想而对自己全然不顾的殉道者心态与真正的慷慨也完全不是一回事，因为这两种做法的初衷都跟爱自己南辕北辙。爱自己，指的是韧性、仁慈以及理解人生自有起伏曲折这个道理。”

自我关怀铺就亲密之路

对自己仁爱能够带来持久的舒适感，也能让你与他人更亲近。当你开始用轻松、柔和、认可的态度对待自己的时候，这些模式都会逐渐强大起来，然后你就能把这些仁爱加诸他人，以此建立起富有意义且历久弥新的关系。自我关怀跟高质量的关系息息相关。对关怀、体谅自己的能力的磨砺能够促进你帮助和理解他人的能力的发展。如果你感到自己心力交瘁、自顾不暇，那就没法在关系里贡献任何有意义的东西了。

我们反复强调，如果你怀疑这些方法是不是真的有用，那就需要花点时间去体验它们。要想开始探索自我关怀以及与他人建立联系，你可以从下面的正念练习开始。当你把注意力和仁慈引向自己或者他人的时候，你并不需要迫使自己去爱，你需要的只是简单地去感受。如果“慈爱”这个词对你来说有些过分或者感觉不对的话，你完全可以代之以“善意的兴趣”。

做这个练习的时候，你既可以采用正念的坐姿，挺直脊梁，闭目或者把目光聚焦于一点，双脚平放在地面上或者舒适地盘膝而坐，呈莲花式的姿态。或者也可以在走路的时候练习慈爱冥想。在你行走的时候，可以关注自己的脚步，把注意力放在练习上面。走路的时候，我们的思维常常会四处飘荡。

我从莎朗·沙兹伯格那里学到了这个练习方法，她是从她的缅甸老师那里学来的。沙兹伯格每次在等待或者旅行的时候都会找机会练习慈爱冥想。想象一下，等待不再意味着浪费时间，而是变成了产生更多爱和调节自我情绪的大好机会。当你跟沙兹伯格谈话的时候，爱与仁慈会在她身上油然而生。科学已经充分证实了练习慈爱冥想的益处，神经成像研究显示，慈爱冥想增强了我们的情绪管理能力，尤其是在痛苦的时候，也增强了我们对他人痛苦的同理心。

我注意到，每当自己专注觉察那些平日不会注意到的人时，比如每当我接到病人的紧急传呼时，那个呼叫我的医生、给我送包裹的从未谋面的快递员、杂货店的店员，或者银行的出纳员等，我的积极情绪就会逐渐增加，而且与他人建立联系的能力也会日益精进，我非常珍视的那种社群感也在逐渐增加。

练习：慈爱冥想 End Emotional Eating

1. 准备好开始的时候，通过默念下面的句子来善意地面对自己："请让我安全。请让我幸福。请让我健康。请让我从容地生活。"
2. 带着觉察，用自己觉得轻柔舒适的节奏，用自己富于同情心的声音，继续重复这些句子。
3. 当思维和情绪浮现出来的时候，关注它们，再回到自己一贯的定心器，你的呼吸上，然后把注意力重新聚焦在那些能给你带来关爱和善意的词句上。
4. 过几分钟后，把你的觉察带到那个帮助或者鼓励你的人的形象上去。花几分钟时间让这个人的形象在你的感觉里继续存在，然后把那些关爱和善意的词句送给这个人，比如"请让我安全"。
5. 然后，在心里想象某个人正处于挣扎之中，或者正面临着某种挑战。不论是小卖部的店员，还是你的亲朋好友或身边的人，任何人都可以。开启自己的觉察，花几分钟时间，用自己全部的注意力全心全意地为他献上这些充满关爱和善意的词句。每当自己走神的时候，就通过聚焦每个词句把自己的心神带回此刻。

6. 最后，把你的注意力带到一个你觉得难以相处的人身上。不是你最痛恨的人，而是某个让你觉得有些不好相处的人。保持身体和脸部的放松，把这些关爱和善意的词句送给这个人。
7. 把注意力带回到自己的呼吸上，停留几分钟，仍然把这些关爱和善意的词句带给自己。

如果你践行自我关怀，就会注意到，仿佛你在自己心中创造了一片空地，为自己和其他人保留了一份空间。再次说明，这个练习不是要强迫你去产生善意，而是让你练习如何左右自己的注意力。有时，当我们把注意力聚焦起来，并且改变自己的关注方式时，我们在当下发现善良和美好的能力也就随之扩展了。

自我批判和建立联系

我们在建立亲密关系的时候，可能会受到自我批判的干扰，于是会觉得除了用食物来安抚自己之外别无他法。很难想象，当自我批判占据你的脑海时，你还能坦然开放自己的心灵跟他人建立联系。如果你脑海中塞满了自我批判，你就会对他人的声音充耳不闻、心不在焉。比如，对自己饮食控制的退步耿耿于怀，像这样的自我批判念头会让你分心并对此难以释怀，干扰我们跟他人建立联系的能力。很多时候，我那些社交焦虑或者因自己的饮食问题而感到内疚的病人都会跟我说，总觉得别人认为他们冷若冰霜或者拒人于千里之外。我对他们了如指掌，知道他们非常珍惜友情并且十分渴望跟他人亲近，比如前面提到的安娜贝勒，但是他们的头脑中充满了自我批判，这影响了他们跟他人建立联系的过程。

感到被拒绝会导致自我放逐和情绪化饮食的行为。如果你脑海中有了他人不喜欢你的想法，或者事实的确如此的话，这时对自己不必要的严苛只会让你雪上加霜。

如果你无法做到理解自己，你可能会过分依赖他人对你的支持和认可。让别人伸手拉你一把和让别人背着你走路是完全不同的两回事。我们都喜欢别人对自己关怀备至，但是对他人的支持和关怀过度依赖可能会让对方不堪重负，而且肯定还是不能完全满足你的需求。

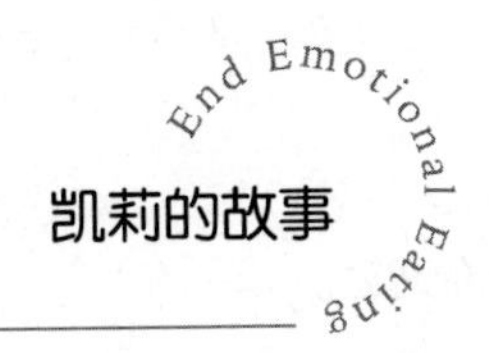

凯莉的故事

凯莉的身材非常苗条，但是每当她感觉自己肥胖的时候就会暴饮暴食，这让她痛苦不已。她跟我描述了自己最近的一次暴食过程。那天她跟一群朋友一起在一家新开的夜总会门口等位，当她们一起等待排队入场的时候，夜总会的保安只让她的朋友妮科尔进去。凯莉非常确定这只有一个原因，那就是妮科尔是“她们里面最苗条的女孩”。凯莉开始对自己的体形感到羞惭不已，于是在活动结束之后放开胃口大吃了一顿，并得出结论：“我就是一文不值。”

我对那晚发生的事情看法却不太一样，我认为凯莉那天晚上之所以没被放进夜总会是因为她年龄太小，还不到能进夜总会的合法年龄。无论如何，即便这件事真的跟她的体形有关，造成她后来暴饮暴食以及开始疏远妮科尔的原因，都不是发生的事实，而是她自己的评判。在治疗过程中，我们聚焦于对消极评判的反思，以及对那种总是把一切事情都看成在针对自己的惯性思维的觉察上。凯莉不仅开始从自己思维的困惑中渐渐走了出来，还学会了把这种情况看成一种练习自我关怀的大好机会。

练习：学习用自我关怀来面对自我批判 End Emotional Eating

自我批判的念头很多时候看起来都非常真实，或者我们有时候对它们的体验太过熟悉了，以至于注意不到这些念头的存在，它们就像是你身边那些习以为常而充耳不闻的声音。在这个练习里，你将把正念觉察对准这种自我批判的念头，并学会用词句抚慰自己，在内心用慈爱关怀的声音替代对自己的苛责评判。如果你觉得书写会对你有所帮助，就用一个笔记本把它们写下来。

1. 找一个经常出现的自我批判的想法。
2. 把善意加进去。你可以用充满善良和关爱的口吻、语调和行动善意地对待自己。选择一个能让你产生共鸣的词句，可以自己创造，也可以用本章前面慈爱冥想练习里提供的词句。
3. 在关爱自己的同时，保持正念并把全部注意力都放在这些词句和这个练习上。你能注意到什么吗?

举个我自己的例子。几个月前，我刚刚独自参加了一次大型聚会，参加这次聚会体现了我个人的价值观，但是从准备工作和情绪上来说真的是勉为其难。我发现自己身着高跟鞋步履蹒跚地周旋于觥筹交错之中，而且一直不能平复忐忑不安的心情。我开始有意识地将自己的注意力转向仁慈和关爱的词句，比如“请让我自由自在”“请让我心充满仁爱”，同时刻意减慢自己的呼吸，放松面部并保持微笑，这一切都在提醒我参加这次聚会的初衷，并帮助我真正全心全意投入其中，而不是自怨自艾难以自拔，仿佛要因为坚守自己的价值观而报复自己。

自我关怀和提出需求

你可以善待自己，清晰明了地把自己的需求告知他人。高效的人际交往和直接告知你的需求都是辩证行为疗法中的技术，可以用来帮助你管理情绪，建构对自己真正有价值的生活。常常进行自我批判，或者从过去的体验中得出“不能相信他人”的结论的人，往往会有不好意思维护自己权益的问题。如果你发现自己沉浸在自轻自贱，或者过度担忧他人对自己的看法的思维里，那确实很难坦然地告知对方自己想要什么。用尊重的态度告诉他人你的需求不仅能帮助你自己，更能改善你跟他人之间的关系。很多人都体会到了，在与他人的关系里不去表达自己的需求，会让他人感到拒人于千里之外，而且最终不是感到挫败就是干脆暴发出来。

让我们回顾一下安娜贝勒的案例。安娜贝勒真的相信不论她提出任何要求，都会给他人增加负担。于是，因为害怕朋友们嫌弃她却又不知道怎么跟她说，她不会要求朋友们帮她寻找约会对象。由于安娜贝勒真的觉得自己不配，她认为自己的任何需求都是痴人说梦。当她花了很多时间和精力练习接纳和自我关怀之后，她终于跟自己的朋友萨拉坦诚相见，把自己的处境和感受据实以告，并让她帮忙寻找约会对象，而没有因此心存不安，她说：“萨拉，我觉得自己需要去约会,我知道你认识不少人。我记得罗伯特身边总有些机灵的朋友，我想认识几个。你能帮我问问他认不认识一些适合我的人吗？我真想咱们能一起去约会！”

安娜贝勒在跟萨拉提出自己的要求时感到非常忐忑，但是在努力去做的时候，她也践行了自我关怀和正念，以及反其道而行之的方法，即选择把这个需求视为一个提升关系的机会。继而萨拉和安娜贝勒因为一起赴约而变得更加亲近了，这跟安娜贝勒所害怕的，提出要求会破坏朋友关系恰恰相反。安娜贝勒同样也做到了在约会时告诉对方自己的饮食禁忌。当大家选择了一个更适合她点餐的饭馆之后，她感到更加舒适自如，即便这次约会的对象并不是白马王子，她也没那么焦虑了，而且更能专心致志地跟对方聊天了。她发现用自我关怀的方法来约会感觉就像在进行一项业余爱好，而用自我批判的方式约会却感觉像是在经历工作面试。

作为社会性动物，很多时候我们理所当然会需要并且想要依赖他人。如果注意到自己有“我不配”的念头时，练习提出一些要求可能会是个自我关怀的演练机会，也是改善与他人间关系的好时机。如果维护自己的利益对你来说是个挑战的话，那找个笔记本，准备好尝试一下下面的练习吧。

练习：清晰地表达自己的需求 End Emotional Eating

1. 回忆一个你发现自己有要求但是难以启齿的情境。可能是在你家附近的咖啡馆里要求服务员给你提供豆奶这种小事，也可能是向你身边的人提出一个重要的请求。你想要的究竟是什么？选择一个重要但不至于让你难以为继的情境。
2. 提出这个要求会怎样提升你的自我关怀呢？
3. 你可以写个草稿，列出你会如何维护自己，以此作为一个预热练习。可以问问自己下面的问题。

- 在这种情况下，我怎么能提出事实依据？
- 我如何才能适当地分享我的感受？
- 我怎么才能清晰明了地说出我的需求？
- 我怎样才能说出一些表示感激或报偿的话，来增加对方满足我需求的可能性？

你是否已经准备好提出要求或者直面对方的回答，并通过保持正念来实践自我关怀和自我认可？这让你有怎样的感觉？

很多受到饮食问题困扰的人都不太能很清楚地表达自己的重要需求，这继而会影响他们的关系。无论是改善同他人的关系，还是改善同自己的关系，都跟改善饮食习惯有着至关重要的联系。学会提出要求和增加自我关怀都是增进关系的有效工具，两者也都需要勤加练习才能见效。谨记我们在本章开头提到过的把高期望和高热情结合在一起的说法。练习提出自己的要求，目的并不真是为了让你得到自己所要，当然，能够实现也是锦上添花，但真正的目的是让你用仁慈善意之心对待自己。

自我关怀与需求保证

每当你对自己的饮食习惯或者体形过于苛求的时候，往往会为了自己的胖瘦去征求他人的意见。其实，对关于自己体形的任何评价心怀忐忑都是很自然的反应，举例来说，想想上一次，那个之前说你看起来很棒的人，这次见到你时什么都没说，你自己心里是怎样一番感觉？频繁地要求他人对自己的体形进行反馈，再对他们说的话耿耿于怀，这些都会妨碍你善意地对待自己。如果有人总是用让你感到不快的方式对你的体形，或者饮食习惯说三道四的话，这恰恰是你练习直接提出自己需求的好机会，让他们停止这种无用的评论。在你决定提出这个要求之前，想想看这是不是一种体现自我关怀的行为，还有，这是不是能改善你关系的质量。

另一个办法就是，你也可以对自己更加关爱，觉察自己那种对他人的评价反复咀嚼、难以释怀的欲望，或是那种总想去问他人怎么评价自己的冲动，然后放下这些习惯，主动选择更多地生活在此时此刻。

总结
End Emotional Eating

你早就知道你不可能改变自己的过去或者自己的父母，但是你可以改变你对待自己的方式，继而影响你当下的体验。这一章着重说明了自我关怀能够如何帮你建立起跟情绪的联系，管理自己的情绪，继而改善自己的饮食习惯。对自己的情绪体验得太多或者太少对你都没有好处，让自己放纵沉沦或者过于严苛也都无济于事。

我非常喜欢犹太教里的一个观念。圣贤之言说，通过全心全意地宽恕他人，你就替自己赎清了罪孽，同时也替他人增加了功德。不论你自己的信仰是什么，你都能理解，当你宽恕自己和他人的时候，痛苦就会离你而去，而福祉就会向你走来。用佩玛·丘卓的话来说："当你开始触碰自己的心灵，或者允许自己的心灵被触碰的时候，你就会发现它深不可测，没有任何边界，是那么的巨大宽广，无远弗届。"

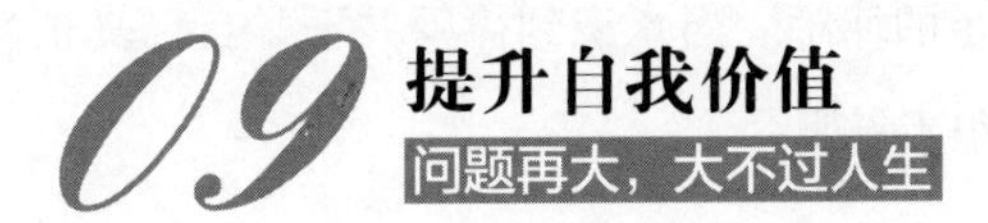

09 提升自我价值

问题再大，大不过人生

End Emotional Eating

人生苦短，那就别浪费时间去做别人的梦了。别让教条束缚你的手脚，也就是别在他人的想法里活着。别让他人的喧嚣掩盖了你自己内心的声音。最重要的是，拿出勇气来追随自己的心灵和直觉。冥冥之中，它们早就知道了你真正想成为怎样的人。其余的都是一地鸡毛。

——史蒂夫·乔布斯

有个禅宗的故事，说的是一个骑马的人正在路上疾驰而过，路边一个人看到他，于是高声呼喊："你要到哪里去？"骑士回答："我不知道，问我的马！"不知道对自己来说什么东西重要，会让你浑浑噩噩地生活，就像在急风暴雨里跟着车的洪流向前行驶，却不知道目的地在哪里。

我的一位来访者里德在自己很年轻的时候，就决定要到律师事务所去当一名律师。他曾做过短期实习生和志愿者，为的是给自己申请法学院的简历上添加筹码。他在大学毕业之后去当了法务助理，之后花了好大精力准备美国法学院入学考试（LSAT）。但是，在他热情高涨的职业动机背后似乎藏着一点不真诚。有时我觉得他似乎是在竭尽全力地想要说服我，而且这时他会显得非常焦躁不安。最终，他发现自己实际上并不想当律师，他自己也不知道到底是什么让他认为自己想去做律师。他觉得可能跟身边的人从他很小的时候就开始鼓励他当律师有关，也跟他自己的行为有关，他确实像模像样地表现得像个干劲十足的律师。当意识到律师并不是自己真正梦想的事业时，他觉得怅然若失，很不舒服。

我们每个人都会有这样那样的经历，去追求某些对我们并不真的那么重要的目标、习惯或者人生故事。因为熟悉，才让我们备感安慰。对于什么对自己真正重要，我们可能莫衷一是、不明所以。最初的时候，可能活在那些熟悉的信念、行为和感受里会让我们觉得心安，我们对自己非常熟悉的一面的觉知，会给我们带来一种始终如一、一切尽在掌握之中的感觉。社会心理学家发现，人们倾向于让自己的行为跟自己对自身的看法保持一致。根据自我验证理论，我们忠实于对自己的叙事，这一力量极为强大。

在本章里，你不会再盲目地掉入那种自欺欺人或习惯行事的陷阱里，而会去关注食物和体形是如何吸取你的能量的，然后你将会把觉察和行动都带向更符合自我价值的方向。

饮食对自我价值的影响

我们都会用某些评判标准来评判自己，比如自己的事业表现、身边的朋友、声誉地位，甚至是财产状况。现在停下来想想，你是如何评判自己的。你的评判标准是什么呢？在跟饮食的不健康关系里，一个核心问题就是花费太多时间去关注对自己外形和体重的控制。

心情不佳的时候，我们的注意力往往会迷失在话题里。当你跟一个人唇枪舌剑地争论时，这个争论可能会经年累月地占据你的心神。与之类似，当我们对自己步步紧逼，对自己想吃什么、会吃什么和吃了什么都紧抓不放的时候，可能会对生活的其他面向置若罔闻。

练习：我是怎样评判自己的 End Emotional Eating

我们都会对自己进行评判。如果你注意到，你可能会因为自己在某个领域里的表现而感觉良好或者心情不佳，那通常说明你真的对这个方面非常看重。在下面这个练习里，拿出你的笔记本，然后觉察你用来评判自我的那些标准。

1. 把对你非常重要的领域都列出来。不用给自己当前的表现打分，仅列出对你重要的东西。你也不用写你希望对自己来说重要的东西，只把当前对自己来说真的重要的东西写下来。
2. 现在，想象一下把你的人生用一个饼形图画出来，在这个饼图里，把你之前列出的那些重要的事情都放进去，并呈现出它们各自在你当前生活里的相对重要性。举例来说，如果你列出了与亲朋好友的关系，并且你觉得这件事在你现在的生活里的重要性占到 1/3 的话，就在这个饼图上用 1/3 来表现。
3. 现在，再列出你希望在生活中至关重要的东西。
4. 画出一张新的饼图，来描绘你渴望怎样活一辈子。
5. 当前生活的饼图跟理想生活的饼图差距有多大呢？

在这个练习里，饮食、外貌或体形所占的比例有多大呢？对很多人来说，饮食已经成了生活中的重中之重，而不仅是一个面向而已，就像图 9-1 所示的那个饼图所描绘的那样。

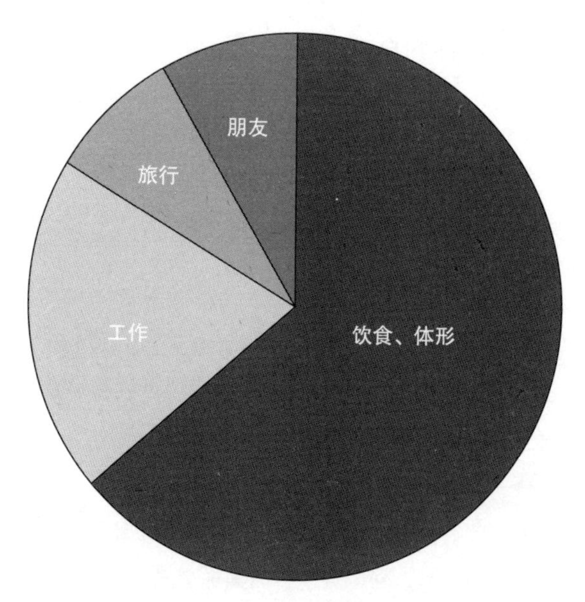

图 9-1　人生饼图示例

花太多时间关注饮食和体形已不仅是饮食问题的症状，也说明你跟食物以及自身体形的关系出现了问题。对饮食念念不忘也就意味着你会因此而饱受折磨、错失当下。

过度重视的成本

如果外在对你来说至关重要，而且你觉得已深陷美食之中难以自拔，那么你在这方面消耗太多精力倒也情有可原。在当今社会里，广告和媒体的狂轰滥炸都在怂恿我们把饮食、体形和外貌当成生活的重心。让我们带着正念来看看这样做的后果吧。

对自己的身体过度重视，会让我们轻视自己生活中的其他面向。如果你的饼图里有一块东西远远大过其他领域，你觉得是件好事吗？这就与把自己的毕生积蓄都放到同一个高风险的投资账户里一样。如果你的自身价值真的取决于外在和饮食，而且你还在跟情绪化饮食和自己的体形苦苦斗争的话，把全部精力都聚焦于自己的痛苦之源，这样做真的是最有效的方法吗？把自己的生活定焦在饮食和体形上，会让你的这种挣扎成为生命里永恒的话题。

打个比方，如果你的自我价值取决于子女的成就，但是他们并没有像你预期的那样功成名就，你就会觉得痛苦倍增，因为他们的成功和失败也给你的人生下了定义。同时，这还会让你给他们施加不必要的额外压力，而这很可能会给他们的成功之路增加负面影响，这不可避免会让你感觉更差，还有可能损害你们之间的关系。如果你的自我价值感来自好几个不同的面向，你仍然可能对子女的挫折感到痛苦，但是就不会那么严重。再次强调，你越是紧抓不放、耿耿于怀，就会感觉越差。

更灵活地生活

如果让饮食和体形支配了你的注意力，你就不可避免地会在痛苦中挣扎。我们的注意力、时间和能量都是有限的，当你完全沉浸在工作中时，你的社交生活就会离你远去；当你的焦点转而对准了自己的体形时，你可能会把生活中的其他方面淡忘。

我的一位来访者黑莉最近刚从严重的厌食症里恢复过来，还在跟情绪化饮食做斗争。她做出了一个改变自己人生的决定：选择不再去做食物和自己身体的奴隶，而是去自由地生活。在康复过程中，她偶尔还是会面对那种曾经让她屈服的欲望和念头。她最好的朋友最近刚刚开始节制饮食，并被此困扰不已，经常叫黑莉来检查她的热量摄入，并帮她规划每餐饮食。黑莉的朋友被食物吸引了全部的注意力而难以自拔，她忘记了自己找来商量热量和体形的朋友也曾经因为同样的问题，经年累月地从医院里进进出出。她当然不是想要伤害黑莉，她要求黑莉帮忙的这个行为并非有意，实在是无心之失。这种情况很常见，视线变窄让我们远离了那种灵活而宽广的觉察所带来的智慧，就像一个能够通过变焦来扩展视野的相机一样。

我非常享受看到自己的来访者画出的那些饼图。他们有时候会精心绘制精美的图画，或者把它做成拼贴画。这些都能凸显他们从体形和饮食转而开始关注其他价值和优先级所产生的巨大差异，不论是关爱动物还是摆弄你的英国古玩。想象一下，一张饼图的一部分画着一个王室婚礼、柏绵丽花呢裙，或者更严肃的图片，比如家庭合影。如果你觉得有帮助，也可以把自己的人生饼图保留下来，它会告诉你，自己是如何一路向前的，这也是一个触手可及的机会，用来反思和提醒自己，生命中最为重要的是什么，或者你希望什么对你来说是最重要的。

理解价值

在我约见来访者的很多年里，我注意到，无助和内疚的混合是人们体验到的痛苦的最大来源之一。生活中有太多我们无法控制的因素，尽管我们无法选择自己来到的这个不确定的世界，但是依然可以选择要在这个世界里做些什么。细致深入地了解什么东西对自己真正有价值，会给你的整个人生带来方向、希望和清晰的愿景。虽然你可能无法控制自己的体形，但是你可以选择采取一些更有意义的行动，为自己创建一个新的生活方向，和一套新的评判方法。

当我们在本章仔细考察我们的价值时，并不是说你现在没有依据自己的价值过生活。恰恰相反，把觉察带入价值观，目的是清除障碍，就是那些感受、思维和行动，那些让你无法按照自己真正的意愿去过自己生活的东西。

就像你在本章开始时所做的那样，花几分钟时间真诚坦荡地想想看到底什么对自己来说最重要。现在，不要再去草草写下这些东西或者抽象地去思考，而是真正去细细咀嚼这些价值。比如，如果你非常珍视灵性，你可能会栩栩如生地想象在生活中实践这个价值会是怎样的情境。正念地关注在这个过程中升起的任何念头和感受。

练习：葬礼冥想 End Emotional Eating

我想用一个不同寻常的方式来开始这个练习。我想要请求你的准许，因为这个练习可能会让你有非常脆弱的感觉。如果你愿意的话，就请继续；如果你感到不太安全，也可以暂时跳过这个练习。在这个冥想练习中，请允许自己不是去理性思考，而是去全心感受。先不用写下任何东西，而是把自己充分地沉浸在这种体验中，之后可以找时间再写下来。

1. 想象一下，你的人生已经走到了尽头，你有机会观看自己的葬礼。想象以下几个问题。
    - ◆你希望自己的人生象征着什么？
    - ◆你希望自己的墓碑上写些什么？
    - ◆你希望人们如何评论你？当你的朋友回忆起你时，会想到什么？家庭呢？你的人生伴侣呢？当他们谈到你时，又会是怎样一番情形？
    - ◆你希望自己的讣告怎么写？
2. 注意在这个过程中浮现的那些念头，以及你的身体感受。
3. 再回头注意一下，在理想情况下，你希望自己的人生代表什么。在这个过程中，你可以想象一下自己在从事某种理想中的活动。
4. 当你准备好的时候，把自己的注意力带回到当下时刻。

5. 花几分钟时间想想你现在的生活跟自己期望的生活之间的相似之处。注意一下，你觉得在哪些你认为重要的方面，自己可以比现在更为活跃。
6. 当你思考自己的人生象征着什么的时候，你发现了什么？
7. 在上述全部过程中，你的外在有多重要呢？

我在写下上面这个练习之前，花了些时间亲自实践了一下这个冥想过程。今天早晨，我发现想象自己的葬礼确实挺艰难的，但是我能清晰地想象出其他人在追寻那些我也渴望拥有的价值。我能够细致入微地看到我的祖父埃米尔正在耐心、幽默而专注地对我说话。我能看到我的祖母西尔维娅慈祥地退到后台，让别人站在前面。她从不抱怨，也不会言辞激烈地评论任何人，她总是充满感恩。我能看到他们温暖慷慨的面庞，能看到他们的姿态，也能听到他们的话语。然后我看到了自己，注意到自己想要用一些噪声或者一件件繁忙的事情来填补眼前的沉默。当我心不在焉或者被习惯绑架的时候，我就会认为自己的价值存在于有所作为中。

在反思的过程中，我领悟到自己的价值实际上存在于对慢下来的承诺之中，存在于真正去体现真挚、谦卑和耐心的行动之中。我的价值不在匆忙的絮叨里，而在正念的话语之中。这些价值都同我跟自己的家庭、朋友之间的关系以及灵性紧密相连。我希望自己的话语能起到灵性的作用。

继而，对自我价值的觉察让我感到焦虑。我面对着自己并未跟从自我价值的担忧，我注意到了那种面对自己的当下处境，以及被手机支配所感受到的悲哀。为了更好地按照自我价值生活，我愿意去感受这些感受。我还很不完美，但是有个能给我指引方向的清晰地图确实很有帮助。坚持价值和为之承诺对我们每个人来说都是一份挑战，我会在下面的内容里更多地讨论。

所谓“价值”究竟是什么呢？价值是每个人选择的不同人生方向。你的价值反映了你觉得自己的人生所代表的东西，或者你人生的目标和意义。价值既不是社会规范，也不是对“什么应该是最重要的”下一个评判。跟情绪和感受相比，价值更多地会在我们的行动中被反映出来。下面的练习会帮助你识别你的自我价值是什么，以及你在自己的生活中是如何体验这些价值的。多复制几张下面的表 9-1，假以时日，可以用来追踪自己在人生中所看重的东西，以及各个领域的活动给你带来的感受。

练习：明晰自己的价值观 End Emotional Eating

表 9-1 中列举了 12 个被很多人珍视的人生重要领域。我们想要考察在这些领域里，你的生活质量如何，每个领域各自的几个面向，以及你的重视程度。在你给这些领域打分的时候，问问自己以下这些问题，同时也请理解，并非所有人都会看重每个面向，而且大家的重视程度和优先级顺序也各自不同，用你自己的视角来给各个领域打分。你可能会觉得，真正去关注价值所带来的感受会很有帮助，而不是仅从技术角度进行思考。你可能会想到，你希望在这些领域中发生些什么。花些时间从容不迫地填写这张表，对你所能注意到的一切都保持正念和觉察。

- **可能性**。在你人生的这个领域里，发生意义重大事件的可能性有多少？用从 1 到 10 的量表来评分，“1”代表完全不可能，“10”代表非常可能。
- **当前重要性**。这个领域在你当下的生活中有多重要？用从 1 到 10 的量表来衡量重要性，“1”代表完全不重要，“10”代表极为重要。
- **总体重要性**。全面考察你的整个人生，这个领域有多重要？用从 1 到 10 的量表来衡量重要性，“1”代表完全不重要，“10”代表极为重要。

◆**行动**。在过去的一周里，你在这个领域有什么行动或者作为吗？用从1到10的量表来呈现你的活跃程度，“1”代表你在这个领域完全没有任何行动，“10”代表你在这个领域里非常活跃。

◆**对行动程度的满意度**。你对自己上个星期在这个领域里的活跃程度的满意度如何？用从1到10的量表来衡量你的满意度，“1”代表完全不满意，“10”代表你对自己在这个领域里的活跃程度非常满意。

◆**担忧**。你有多担心自己在生活中的这个领域里进展不佳？用从1到10的量表来衡量你的担忧程度，“1”代表你完全不担心，“10”代表你非常担心。

表 9-1　自我价值观评估表

	可能性	当前重要性	总体重要性	行动	行动满意度	担忧
1. 家庭，除了你的伴侣和子女之外						
2. 婚姻、伴侣、亲密关系						
3. 亲子关系						
4. 朋友、社交生活						
5. 工作						
6. 教育、培训						
7. 休闲、娱乐						
8. 灵性						
9. 社区生活						

续前表

	可能性	当前重要性	总体重要性	行动	行动满意度	担忧
10.对身体的自我关照，包括饮食、锻炼、睡眠						
11.环境、关爱地球						
12.审美，包括艺术、音乐、文学等						

请花些时间来考虑你给出的答案。当你审视自己的可能性时发现了什么？如果某个价值领域对你来说很重要，但是你当前表现不佳或者在可能性上感觉微乎其微，你是否能够做出承诺迎难而上呢？如果你注意到自己对某个很重视的领域进展很不满意的话，考虑一下有哪些切实可行的步骤可以去做。当我们谈论价值的时候，我们的目标是让自己的生活跟自己的价值观尽可能地保持一致。如果一个价值仅仅是理论上的观念而非实际行动的话，那你真的选择了你想过的生活吗？

美德与价值

美德描述了一系列指导我们如何实现自我价值的道德标准。举例来说，如果你觉得跟自己的家庭紧密联系至关重要，你可能需要更进一步地澄清，你希望在跟家人相处的时候能够做到宽容忍耐。或者你可能会特别指出想要在自己的工作中更具自我指导的态度。美德让我们基于价值的行为有了具体的指南。当一个人送你礼物的时候，如果过程中的细节显示出了对方的用心良苦，我们就会有更多的感激，我们能分辨收到一个礼品卡和一枚更具爱心的私人订制硬币之间的区别。与之类似，在生活中，我们也可能会通过关注重点和细节来让一件事变得更有意义。为了实现你的目标，你需要精益求精。

下面列出了一些能够指导我们依照自己的价值观去生活的美德：

- 谦逊
- 自力更生
- 正念
- 节制
- 灵活
- 忠诚
- 慷慨
- 果断
- 贡献
- 非暴力
- 同情
- 爱
- 自我指导
- 信念
- 自尊
- 忍耐

美德为我们的价值观增添了色彩，同时真正去培育这些美德中的任何一个，或者其他的美德，这本身都是极具价值的。

目标与价值

目标和价值很容易被混淆。我们早已学会用结果来衡量成就，而当我们聚焦于价值的时候，就不会再使用标尺去衡量，而是用美德来指引我们的生活。价值指的是一个进行中的主动过程，而目标是由一个执行任务的清单构成的。当然，我们的目标可能会跟自我价值紧密相连，比如，如果你认为生活中，善良非常重要，你的目标可能就是去发现一个做志愿者的机会。然而需要注意的是，参加某项志愿活动本身并不一定意味着你正在践行善良。同样，如果你真的非常看重善良，你可能不仅会选择定期去做义工，而是会走得更远。

价值反映了你为什么，以及以何种方式出场，目标是你希望自己到达的地方，而美德是你怎样一步步走向那个地方。跟聚焦于自己的目标相比，当我们真正实践用价值来引导生活时，我们的注意力会有很大不同。

举例来说，假设你要到课堂上学习（价值）并且尽力取得一个高分（目标），如果你的价值是学习，你可能会选择一个难度较大的课程，而且可能会因此得不到最高的分数；如果你是一个目标导向的人，并且你的目标是成绩出色的话，你可能会躲开那些过于艰难的课程。你的聚焦有所不同，你的选择也会相应地发生变化。如果你很看重健康，并且你的目标是减轻体重，你可能就不会去尝试那些危险的节食计划，你会用更大的尺度来思考健康，而不是局限在一个狭窄的体重目标上。你可能会投入更广泛的与健康价值相关的活动，诸如去寻求医疗帮助，或者积极就诊，主动配合体检。

情绪需求与价值

在讨论价值的时候，人们往往会坚持说他们需要感到快乐、有魅力、有信心，并且舒适自如。我们生活在一个“不要担忧，笑口常开”的“黄色小笑脸”的网络文化里，这很有可能会导致像路斯·哈里斯（Russ Harris）所说的“快乐陷阱”，也就是那种认为快乐是常态，倾向于趋乐避苦的假设。事实上，“happiness”这个词的词根是“hap”，意思是“偶然、意外地”。你并不能刻意地去感受并保持快乐，就像你无法永远保持自信满满的状态一样。大手大脚地花钱、蒙头大睡、享受豪华假期、纵情声色，或者滥用药物毒品以及暴饮暴食，都可能会让你感到片刻的快乐，但是这些行为能给你带来持久的快乐吗？你可以依据自己的经验仔细思考一下。渴望获得持续不断的快乐、魅力、信心或者平静，这些都是源自情绪的欲望而非持久价值的脆弱目标。

可持续的生活规划包括培育自己对当前体验的接纳能力，以及选择并采取有效行动，不是去寻求“乐趣”，而是更真诚地去追寻自己真正想要的东西。一位深具智慧的人曾经说过：“最重要的事情就是让最重要的事情总是最重要的事情！”[①] 如果你真正看重的事情是与他人的联系，但是你陷入了“自己是否值得”的担忧，这时，“让最重要的事情总是最重要的事情”就意味着尽管存在让你感到不舒服的风险，你依然会全心全意、专心致志地去做该做的事。舒适感是个狭隘且虚无缥缈的目标，即便是关起门来躲在家里，你也未必会感到舒适放松。

价值导向的生活需要技能

过有价值的人生，也就是过一种被你自己的价值观所引导的生活，包括为了自己的价值心甘情愿地体验负面情绪。你可以用前面各个章节里提供的工具，包括采用明智思维、欲望冲浪、关注意念、反其道而行之、痛苦耐受、践行自我关怀、预先应对以及持续精进来帮助你继续前行，走向对你来说真正重要的东西。例如，如果你看重学习，并且发现自己焦头烂额且备感挫折的话，坚守自我价值意味着要坚韧不拔，跟想要放弃的欲望共处，注意到那些让你想去大吃大喝或者分心的念头和感受，即便处于焦虑和挫折感中，依然努力学习。在顺风顺水的时候坚守自我价值可能会容易很多，比如，在你时间充裕的时候从容地学习一些容易掌握的知识；而在屡战屡败的状况下坚持依照自己的价值观生活，则需要虔诚的心态和一些技能。

梳理不同价值之间的冲突

除了澄清自我价值之外，我们还需要开发出一种为诸多价值的优先级进行排序的意识。我们每个人都有去做对自己真正重要的事情的选择，但有时我们

① 这句话的意思是始终如一地去追寻真正重要的东西。——译者注

的各种价值之间会有冲突。很多人都面对过一种常见的困境，就是如何在高效产出的工作和全心全意投入的关系之间找到平衡。这里的挑战是如何从内在智慧中正念地做出决策，到底什么是更重要的。这需要时间，也需要试验，与此同时，还要接纳一个事实，就是在人生的进程中，随着时间的变化，在让我们感到满意的平衡中，各个要素的构成也会有所变化。

不要拖延和回避

拖延指的是把价值导向的人生搁置一边，而去做一些能让你产生快感或者回避负面情绪的事情。想想看，我们的自然本能就是趋乐避苦，所以这么做其实是合情合理的。在前面的章节里，我们讨论过诸如大吃大喝这类追求可以在多个层面上给我们带来报偿，不仅能够增加积极情绪，还会让消极情绪消失不见。然而，推迟去过价值导向的生活也就意味着我们会错失良机。拖延很有可能会阻碍我们按照自己的价值观去生活，因为我们永远不会知道自己还有多少时间，或者类似的机会还会再出现多少次。同样重要的是，这会造成一个循环，逐渐把我们的大脑训练得更喜欢去追求快感，然后可能就不那么在意价值了。在通往价值的路途上，你可能有时候未必会感觉很好，然而如果你不向着自我价值行进，你的感觉肯定会更差。

过艰难但富有意义的人生

思考什么对自己是真正重要的，可能会带来焦虑或者悲伤，但与此同时，也会给你带来更为丰富的人生选择。清晰地觉察你最关心的东西往往会给你制造一种脆弱的感受，消极情绪也会浮上心头。也许，充满细节地去想象一个对你来说至关重要的事情，会给你带来焦虑的念头和感受："我没有足够的钱去参加更多的培训；如果我全力投入这个选择，人们会把我看成一个骗子。"

这里需要再次说明，价值导向的生活可能在短期内不会让人感到那么的舒适惬意。即便你希望跟人善意交谈，也会感到跟处理令人不适的沉默或者欲望相比，说点闲言碎语要容易得多；即便你看重的是忠诚，出轨欺骗自己的伴侣可能也会给你带来更多快感；在心力交瘁的时候依然充满关爱地跟家庭成员互动，可不是一件充满乐趣的事情；有节制地饮食可能会暴露你情绪上的饥饿。

有妊娠反应的孕妇会用想象拥抱一个可爱婴儿的方法来应对头晕和不适感，同样，当你在尽力朝向自我价值生活而备感艰辛的时候，从更为整体的角度思考一下自己的人生可能会有所帮助。下面的练习会帮助你解决一些在朝自我价值生活的道路上出现的一些障碍。

练习：承诺去过价值导向的生活 End Emotional Eating

1. 反思一下，你在人生饼图的练习或者葬礼冥想的练习中识别出的一些价值。
2. 注意一下，有哪些观念、感受或者行为可能会妨碍你将自己的生活同自己真正看重的东西保持一致。可以想象一下，自己在类似不能按照自己的价值观去行动的情境中，并认真地关注自己的内心状态。想象你正在观察你自己，并在某个点上暂停，就像你暂停一个电影观察细节那样。
3. 在这种情境中，你觉得自己在那个时刻的感受和想法会是怎样的？
4. 下一步，做一个指向你自我价值的详细行动计划，并充分地觉察在过程中会有哪些情绪上或是准备上的障碍。你可以使用几个在本书前面章节中学到的技巧，或者之前在向着自己的人生价值前进的道路上对自己有用的东西。
5. 当你做出了一个详细的行动计划来承诺追求自己的价值人生时，你注意到自己有怎样一番感想呢？

> 把对于价值人生的承诺细化分解成详细而可行的步骤会对你大有裨益。承诺的目的并非完成任务，而是当你的想法和感受有偏离的趋势时，能让你依然朝着自己看重的方向前行。每当出现挑战的时候，就是你坚守自己承诺的大好时机。

请回忆一下，我们在做预先应对练习时所使用的脑区跟我们真正采取行动时所使用的是一样的。为了让我们不再被习惯驱使而是刻意地采取行动，我们需要放慢速度，觉察自己的惯性行为，并考虑如何去实现特定的改变。

你可能会注意到，实际行动时的真实感受与开始行动之前你所期待的有些不一样。如果在你追求重要事物时出现了消极的想法和感受，那种成就有价值的目标的内在意义是否依然会让你感到值得呢？

获取支持

追求生命中的重要之事可能会极具挑战，而获得支持可能会对你很有帮助。我知道几个人，他们有自己的“感恩伙伴”，他们每天都相互分享自己的感恩清单。如果在每天清晨开始一天生活的时候，你收到来自某人的一封邮件，真诚地提醒你把自己的注意力聚焦在正确的事情上，你会有怎样的感受？对我来说，如果不是有瑜伽社区的帮助，我可能不会那么频繁地去练习瑜伽，我也发现有组织的祈祷活动和冥想小组同样促进了我的实践活动。

别让那些后勤事务妨碍你去做最重要的事情。发挥你的创造力去寻找支持和帮助，来让你能朝向自己的价值行动。在互联网上，你也可能会发现一些资源。我有几位行动不便的来访者都在网上修习大学课程。

如果你是那类一旦需要对某件事负责就非常高效的人，那不妨试试看加入 stickK.com，这是一个由耶鲁大学的经济学家创立的网站，他们发现对一份合约做出承诺能帮助人们实现目标。sitckK 会让你把自己对目标的承诺公之于众，如果你没有达成这个目标，就要给出一笔钱。你可以选择把钱送给自己的朋友，或者捐赠给慈善机构。如果你既看重高效产出，又看重慈善事业，那么无论结果如何，你都赢了！

当你从关注一些脆弱的外在目标，例如体形、食物、名气等，转而聚焦于价值观和与价值相关的行动时，你实际上提升了自己的能力感和目标感。这岂不是无比神奇且妙不可言的事？

End Emotional Eating 总结

我们的问题是重要的，但是我们的人生更重要。你可以花很多时间对自己的缺陷耿耿于怀，而这会让你无法对自己的人生心存感念。这本书花大力气强调的是接纳而非控制。价值是这样的一个面向，它让你能够去实践灵活控制、接纳自己的想法和感受，同时依然去践行那些追求自我价值的行动。在这里，我们讨论了价值是什么，即我们选择的人生方向，还有价值不是什么，即目标或者情绪性的渴求，以及它们跟美德之间的关系。你通过几个练习识别了自己特定的价值观是怎样的，并做出了切实可行的计划来让自己的生活更加接近自我价值。“恰恰就在这个时刻，你是否愿意接纳痛苦和欢欣，对前途充满信心，想为自己谱写充满意义和目的的人生，并在你发现自己偏航的时候，用善意让自己回归正轨？”

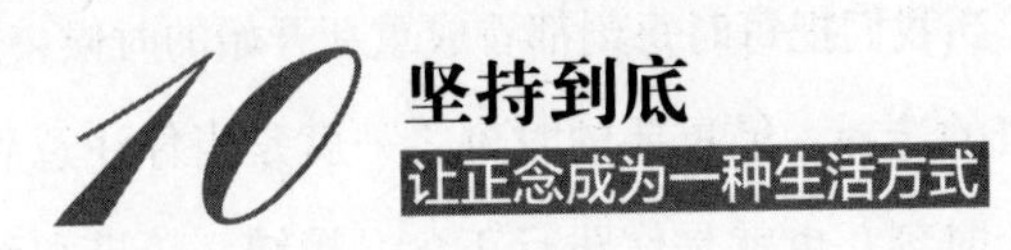

10
坚持到底
让正念成为一种生活方式

End Emotional Eating

我们可以自怨自艾，也可以愈挫愈勇。反正都要花一样的力气。

——卡洛斯·卡斯塔尼达（Carols Castaneda）

我们每个人在做出改变的时候都要面对一个挑战，那就是如何保持战果，防止回到老路上去。对于旧疾复发的恐惧可能会让我们过于僵化，反而促使我们故态复萌。在本章中，我们会讨论一些概念和技巧，帮助你远离那种反复无常的“悠悠球”饮食、避免刻板僵化或临时性的解决方案，去选择可持续的、跟自己的价值观相连的选择。

维持改变最强有力的工具之一就是再来一次的意愿，带着正念和接纳，一次次周而复始。食物和感受会伴随我们终生，于是你自始至终都会面对诱惑，也总会有失手的时候。这种情况必然会发生，但它并非折射出了你的弱点，甚至它本身也未必就是件坏事。判断戒烟成功的最佳预测指标就是过去曾经失败过的次数，换句话说，曾经反复尝试戒烟说明你这次更有可能成功。那种“我做不到，我已经试了很多年了”的想法是无稽之谈，丝毫没有得到这一研究结果的支持，因为实际上，一个第 4 次戒烟的人的成功概率要比首次尝试戒烟的人大很多。

当我们把每时每刻都看成重新开始的时候，这些时刻就会生发出很多令人兴奋的选择。最重要的时刻之一就是当你注意到你已经偏离自己的价值观的那个时刻，也就是你践行正念、接纳、精进和慈悲的时刻。在美国家喻户晓的“高乐氏 409 抗菌除油清洁剂”之所以被称为“409”，就是因为这一配方在第 409 次尝试时才成功。把自己的地板擦干净，给自己一个重新开始的空间吧。

“问题”就是机会

当你面对挫折的时候，可以花点时间用既非防御也非评判的态度从失败中学习。用这种非评判的方式来改变行为的一个科学方法就是行为分析。在这个系统性的方法中，你会指定一个自己想要改变的行为，确定这个行为背后的原因，然后识别改变中潜在的挑战在哪里。可以把这种方法看成对问题按下“暂停”键，而不是“快进”将其跳过去，或者避免直接面对它。你要放慢速度仔细检验行为背后各种纷繁复杂的因素，包括外部事件、情绪情感、思维想法以及躯体感觉，收集能够帮助自己前行的重要信息。你可以在遭遇挫折或失败之后立刻启动这个过程，或者过些时间，当你有心情的时候再去做也未尝不可。

举一个行为分析的例子，假设你总是迟到。你可以选择羞愧和内疚，也可以使用同等的心理能量来深入细致地解读这个行为背后的成因。在这个例子中，等你在办公室里安定下来之后再去关注与迟到相关的情绪的细微差别，可能要比当你急匆匆穿堂而过、跑进办公室的时候关注情绪要更好。当你慢下来特意去检视自己的行为时，可能会发现下面这些事件、行动和情境。

- 感到焦虑并且更晚上床睡觉。

- 按下闹钟上的“再睡 10 分钟”按键。
- 有“我稍微迟到一点点也没什么大不了”的想法。
- 查看邮件。
- 在衣柜前花时间精挑细选。
- 觉得自己很胖，于是想：“换件衣服花不了多少时间。”
- 平常买咖啡的地方在排长队。
- 在咖啡店遇到老朋友，停下来聊了几句。
- 心想：“匆忙离开太没礼貌了。”
- 鞋子不合脚，走路比较慢。
- 堵车。

在放慢速度关注这些细节的时候，你就会发现更多潜在的解决方案，而不是过于简单地觉得“我不该去按那个‘再睡 10 分钟’按键”。通过反思，你可能会注意到一些可能的选择，比如下面这些。

- 通过更多睡眠来让自己不那么脆弱。
- 预先应对，在睡前就选好第二天上班要穿的衣服。
- 注意到各种念头。
- 跟检查邮件的想法进行欲望冲浪。
- 对“时间”进行正念练习。
- 解决问题，比如寻找更快速的上班路径，预留更多时间，买个咖啡机。

如果你把这些方法中的几条付诸实施，真的很可能会改变你的节奏。

抓住自己的投降行为

你可能发现自己有个倾向，就是举手投降，或者对某个行为听之任之，比如用食物应对情绪、暴饮暴食、不接纳，或者偏离自己最关心的目标。投降并非一个被动的过程，而是主动地决定不再去努力。举例来说，如果你注意到自己的体重并没有减轻，并为此感到沮丧，可能会想“为时已晚了”，或者“无所谓了，爱怎样怎样吧”，然后径直奔向自己最喜欢的甜品店。投降跟接纳是迥然相异的两种行为，它是个有意为之的行为，始作俑者是我们的情绪化思维。如果你一次又一次地束手就擒，会发生什么呢？你可能会开始相信自己“不行”，或者感到非常无助。在面对投降的欲望时，如果你注意到了投降实际上是一种选择，就可能把觉察带入自己的欲望、想法、感受以及价值中去。这个时刻就会成为一个建立韧性或者掌控感的机会。你可以在自己的行为分析里追踪这种想要投降放弃的欲望。

关注“不相干”的行为

明显无关行为（AIB）用来描述一个行为最初看起来毫不相干，只有在仔细关注之后才会发现这个行为实际上影响了你要改变的那个行为。你只有用正念觉察的方法才能发现这种行为。回到之前讨论的那个你频频迟到的例子上，你可能会注意到一个明显无关行为就是不戴手表。你可能觉得用手机来看时间就足够了。但是仔细关注之后，你可能会注意到跟抬腕看表相比，看手机没有那么方便，而且也不是那么频繁。

下面列举的是一些你可能会注意到的、跟情绪化饮食相关的潜在明显无关行为。

- 推迟就餐，或者限制你的饮食。在那个时刻，你可能会觉得限制饮食是个卓有成效的减肥方法。但事实上，你会发现大幅度地限制自己的食物摄入往往会导致随后的暴饮暴食。你可曾饥肠辘辘地进入一个餐馆，然后发现自己迫不及待地就把面包篮子里的东西吃得一干二净了?

- 整罐整碗地吃东西，而不是拿出一部分来给自己吃。
- 决定“就吃一块吧”。
- 打包一顿味同嚼蜡、你知道自己不会喜欢的午餐。如果你能意识到带自己不喜欢吃的午餐会导致自己叫个外卖来吃第二顿的话，选择过于乏味的食物可能就是个明显无关行为。
- 过度重视自己的体形。就像在第 9 章里所讨论的那样，尽管这听起来跟我们的直觉相悖，你越是去关注自己的体形，就越无法随心所愿。如果你注意到了这种思维状态有害无益，那这就是一个明显无关行为。

练习：从失败中学习 End Emotional Eating

1. 思考一个你想要在最近去改变的特定行为，举例来说，最近一次你由于情绪上的原因而大吃大喝，或者做了违背自己价值观的事情。描述一下为什么这个行为是有问题的。例如：“上班迟到会让我工作效率下降，并且让我更加焦虑，还有可能让我丢了饭碗。”
2. 详细指出这个有问题的行为是什么，以及会在何时发生。例如：“我这周一上班又迟到了 20 分钟。”
3. 全面审视导致这种行为的所有因素的所有细节。你可以反思一下容易受到影响的因素、想法、感受、行为、时间以及躯体感觉。例如：“我感到非常疲劳；我想到了‘不过是迟到几分钟而已，没什么大不了的’；我感到焦虑；我换了两次衣服才出门；我遇到了一个老朋友；路上堵车了；我的心率飙升……”
4. 看看这些因素。你看到投降行为或者明显无关行为了吗？
5. 在每个因素的旁边写下可能的解决办法，做一个能够帮你改变习惯的、包含特定详细步骤的行动计划。例如：“改变我的睡眠时间；在

sitckK.com 这个网站上注册来追踪我的迟到行为；提醒自己‘迟到是不可以的’；在办公室里放上速溶咖啡；整理我的衣柜；跟别人拼车来提高我的准点率。”你可以把每个行为分析都当成一个粗略的草稿，帮助你逐渐去理解和改变自己的行为，你也可以收集更多的信息，反复对其进行修改。

持续观察对你最重要的东西

在本书即将结束之际，你的心中作何感想？如果你准备设定目标，练习预先应对，那么你会怎么做呢？目标明确地追求自己的价值需要我们做出承诺并精心规划。我们已经讨论了很多概念，探索了很多可用的工具。面对这么多新材料，练习集中注意力和学会掌控的最有效办法可能是去追踪记录你做了什么，以及效果如何，要正念地、不带评判地带着接纳之心去记录。

这么做的目的不是让你感觉更好，或者少受些负面情绪的困扰。实际上，在练习觉察和接纳的时候，你可能会感受到更多的负面情绪。这么做的真正目的是让你依照自己所选择的价值去生活。要达成这个目标，很可能意味着你将会注意到，并且持续地跟踪自己的负面情绪和精彩行动。

很多人都发现，详细地回忆事件或者情绪是件困难的事。当我们的情绪化思维占据上风的时候，你很可能会忘记自己在片刻之前还有不一样的感受。而且身处情绪化思维之中时，要想实践你所学的东西也是非常困难的。把自己学到的工具做个清单记录，并追踪这些工具的使用情况，可能会帮助你提升自己的实践活动。

在本书第 VI 页的彩蛋中，列出了本书前面几章所提供的工具，可以帮助你关注情绪、给情绪贴标签并进行练习，你也可以在我的网站 drjennytaitz.com

上找到它们。在自我观察的同时，也请你关注和实施一些改变，让你朝着自己的方向行进。例如，如果你注意到了一个情绪化饮食的情况，别忙着去鞭挞自己，而是带着包容和同情去进行一次行为分析。

我诚心邀请你尽最大的努力尝试追踪记录自己的选择。坚持一段时间，看看这些事情能否让你的体验变得更加丰富。

如果这里给出的工具让你觉得太多了，可以把它们拆开一步一步来：选出5项你觉得最有用的。你也可以以本书的开头作为起点，对其中的一两个技能进行有规律的练习，然后每周持续增加新的技能。

请大胆尝试创新，做你想要做的任何选择、实验和改变。创建一个对自己有效的系统，并做出承诺。我有一位来访者是艺术院校的学生，他在自己的日记里创造了一个色彩编码系统，给自己指派每日的价值，比如耐心。或者你也可以用软件进行追踪。

持续观察让你得以仔细地注意自己在多大程度上运用了一个技能，也能帮你跟踪自身体验的强烈程度。

每一个时刻、每一天，乃至每一周都是一个从头再来、对自己更加接纳的机会。价值导向的人生是个持续终生的旅程，这里需要很多的理解和勤勉，但是实践的机会就像脚下的路，一直就在眼前。不需要任何前提条件，你即刻就可以开始前行，如果途中有了磕磕碰碰也不需要有任何惩罚，我们只是去开始，一次又一次地开始。

总结
End Emotional Eating

我们真的知道哪些东西能给我们带来快乐吗？在本章最开始的地方，我们谈论了如何从自己的挫折和失败里学到东西，从而使之具有真正的价值。认为挣扎和挫折是坏事的惯常思维是不准确的。现在，我们来看一些其他不准确的思维。

我们常常会把自己的记忆和期待混为一谈。很常见的情形是，我们让自己的情绪而非内在智慧来掌控行为，这导致我们反复尝试那些实际上于事无补的“修补”。我们花了太多时间去想象事情将会是怎样一副模样，一会儿为“莫须有”的食物垂涎不已，一会儿又为可能会出现的恐惧而感到胆战心惊。而且我们太容易忘记更大的图景，即美味和乏味都是来来去去、周而复始的。

我们在本书最开始的地方讨论过，六合彩大奖的得主并不比事故受难者更幸福，以及由一块棉花糖所引发的即刻渴望跟长期成就之间的关系。我对这本书抱有的期望是，它能够阐释为什么棉花糖、一栋度假别墅或者奥利奥饼干、芝士蛋糕会让我们深陷其中。沉迷在这种虚假安慰之中，会让我们情感中的智慧窒息而亡，让我们的掌控感消失殆尽，还会延误我们做出符合自己价值观的行动的时机。尽管虚假或者扭曲的记忆可能会给我们提供一套不一样的理论，但我们没法让自己的感受消失，而用食物把自己填满并没有任何好处，即便有也是无法持续的。

学会接纳冲动和情绪不仅为了让你的体重下降，带着对此刻的觉察和接纳去生活能真正滋养你的人生。另外还有一个好消息，那就是放慢速度和正念生活的能力中包含了技能，也就是说，它不止是一项固定不变的品格特质，任何人都可以习得它。

遥不可及的目标以及对这些目标的顽固加持都会让我们痛苦万分。我们花了太多时间反复咀嚼自己到底哪里有“问题”，然后试图用自己的思维去修补这些问题，一次次地使用这些之前从没起过作用的思维模式。臣服于对当下的觉察、接纳以及心灵的习性会带给我们更切合实际的情绪滋养。为了远离情绪化饮食，走向你真正关心的事物，即便你的思维方式不支持，也要这么去做。

这本书可能给你带来了很多概念，并教授了你很多能力和技巧，它们都致力于帮助你体验和管理那些跟食物、饮食行为以及外在体形纠缠不清的负面情绪。我希望你已经找到了一些灵感、洞察和一些准备尝试的新工具。我也希望给你传递这样的信息，那就是你作为一个人,绝不仅是自己的身体和消极情绪所能代表的。你浑然天成，有着与生俱来的美德，我希望你能够把任何阻碍你意识到这一点的东西都抛诸脑后。

在你备感孤独或者深陷黑暗之中时，我的心愿是能够让你知晓，你的存在本身自有光芒万丈。

——哈菲兹

致谢

End Emotional Eating

我对所有让本书成为现实的人和事表示由衷感激。

心中怀着感激与悲痛，我希望将此书的荣耀献给自己的外祖父母：埃米尔·斯莱茨（Emil Seletz）和西尔维娅·斯莱茨（Sylvia Seletz）。能跟像他们这样的人相遇简直是上帝赐福，更何况还能成为他们的家人挚爱。从我出生之始到他们入土为安，他们都给予了我无与伦比的关爱和欣赏。我的外祖母是无私之爱和慷慨的楷模，我的外祖父是一位神经外科医生，还是一位成就非凡的雕刻家，他教会了我耐心和精确的重要。我在长大成年的过程里，一直都梦想着能够继承衣钵，成为一名用科学和智慧为人们治疗精神疾患的医生，而这最终让我走上了临床心理学之路。很多跟我的外祖父母素不相识的人，都觉得他们如同诺贝尔奖得主一样博学多才，是他们教育了我爱和学习是生命中比其他任何事情都重要的事情。

我的父母在养育我的过程中一直为我提供着慷慨无私的支持，当我宣布要写一本书的时候，他们也给予了我极大的鼓励。我的妈妈乔为我做出了榜样，让我知道一名女性可以同时做到事业有成和家庭幸福；我的爸爸伊曼纽尔让我知道，如果激情投入地做事情，就会有所成就。生命中有如此的父母，把我的梦想视若珍宝，让我感到自己极为幸运！

我也要在这里特别感谢我的姐姐米歇尔和丽贝卡，她们对本书的编辑提出了许多合理的批评意见，她们还常常提供丰盛的晚餐，让我们欢聚一堂，缓解我写书的压力。我也感谢自己的姑姑索尼娅，她是位才华横溢、风趣幽默的作家，无私地编辑了本书的很大一部分。我的叔叔保罗和吉米，以及我的祖父母西蒙和吉塔，他们都是勇气非凡的人，过着坚强而又带有使命感的生活。凯特·巴伦（Kate Ballen）跟我们亲如一家，她是一名极具天赋的作家，也是我的良师益友。

我能遇到美国认知疗法研究院的丹尼斯·蒂尔奇（Dennis Tirch）和罗伯特·莱希（Robert Leahy），并开始我们之间长期的合作关系，这让我感到简直就像是在临床心理学领域中了六合彩头奖一样不可思议。美国认知疗法研究院是一个享誉世界的实践和培训机构，我在临床治疗中所使用的认知行为疗法就是在这里进行研讨的。

我也要感谢下面这些对我影响深远的思想家：玛莎·莱恩汉、阿伦·贝克（Aron Beck）、莎朗·沙兹伯格、克里斯托弗·费尔伯恩（Christopher Fairburn）、斯蒂芬·海斯、丹尼尔·吉尔伯特、罗伊·鲍迈斯特、津德尔·西格尔、苏珊·诺伦-霍克西玛，以及其他不计其数的思想家，我在书里借用了许多他们的智慧。

我也要深深感谢梅丽莎·柯克（Melissa Kirk）、杰斯·毕比（Jess Beebe）、尼古拉·斯基德莫尔（Nicola Skidmore）、克兰西·德雷克（Clancy Drake），以及很多其他为我提供机会并指出方向的本书英文版的编辑。

以下这些人都是我的挚友及导师：Batye Rotter、Ana Benitez、Geoff platt、Tova Gozdzik、Lisa Napolitano、Simon Rego、Ilyse Dobrow Dimarco、Jonathan Kaplan、Laura Oliff、Danielle Kaplan、Annalise Caron、Dennis Greenberger、Kelly Wilson、John Forsyth、Josh Pretsky、Dan Goodman、Linda Dimeff、Rene Zweig、Lata McGinn、Irma Hilton、Kelly Riley以及Poonam Melwani。

瑜伽的平衡和约束姿态总能让我在其中催生新的视角、保持精力旺盛以及耐心和平衡，还让我体验到今天大家所说的那种“正念”和“接纳”的精神状态。我要因此感谢我的诸多瑜伽老师，包括史蒂夫·罗斯（Steve Ross）和斯科特·哈里希（Scott Harig）。我也从很多灵性思想家那里学会了在生活中抱持自我价值，他们包括阿德勒家族、朱迪·米尔曼（Judy Millman）、耶胡达·萨尔纳（Yehuda Sarna）和什洛莫·艾因霍恩（ShlomoEinhorn）。

我也要向那些鼓舞人心的来访者们致谢。还有你们——我的读者，感谢你让我向着自己最重要的目标又前进了一步。

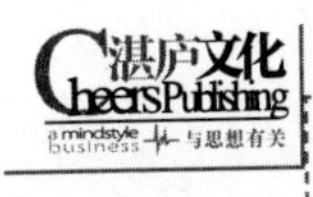

未来，属于终身学习者

我这辈子遇到的聪明人（来自各行各业的聪明人）没有不每天阅读的——没有，一个都没有。巴菲特读书之多，我读书之多，可能会让你感到吃惊。孩子们都笑话我。他们觉得我是一本长了两条腿的书。

——查理·芒格

互联网改变了信息连接的方式；指数型技术在迅速颠覆着现有的商业世界；人工智能已经开始抢占人类的工作岗位……

未来，到底需要什么样的人才？

改变命运唯一的策略是你要变成终身学习者。未来世界将不再需要单一的技能型人才，而是需要具备完善的知识结构、极强逻辑思考力和高感知力的复合型人才。优秀的人往往通过阅读建立足够强大的抽象思维能力，获得异于众人的思考和整合能力。未来，将属于终身学习者！而阅读必定和终身学习形影不离。

很多人读书，追求的是干货，寻求的是立刻行之有效的解决方案。其实这是一种留在舒适区的阅读方法。在这个充满不确定性的年代，答案不会简单地出现在书里，因为生活根本就没有标准确切的答案，你也不能期望过去的经验能解决未来的问题。

湛庐阅读APP：与最聪明的人共同进化

有人常常把成本支出的焦点放在书价上，把读完一本书当作阅读的终结。其实不然。

时间是读者付出的最大阅读成本
怎么读是读者面临的最大阅读障碍
“读书破万卷”不仅仅在“万”，更重要的是在“破”！

现在，我们构建了全新的“湛庐阅读”APP。它将成为你“破万卷”的新居所。在这里：

- 不用考虑读什么，你可以便捷找到纸书、有声书和各种声音产品；
- 你可以学会怎么读，你将发现集泛读、通读、精读于一体的阅读解决方案；
- 你会与作者、译者、专家、推荐人和阅读教练相遇，他们是优质思想的发源地；
- 你会与优秀的读者和终身学习者为伍，他们对阅读和学习有着持久的热情和源源不绝的内驱力。

从单一到复合，从知道到精通，从理解到创造，湛庐希望建立一个“与最聪明的人共同进化”的社区，成为人类先进思想交汇的聚集地，共同迎接未来。

与此同时，我们希望能够重新定义你的学习场景，让你随时随地收获有内容、有价值的思想，通过阅读实现终身学习。这是我们的使命和价值。

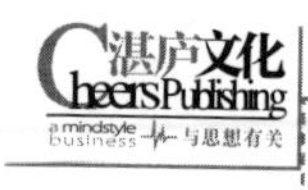

湛庐阅读APP玩转指南

湛庐阅读APP结构图:

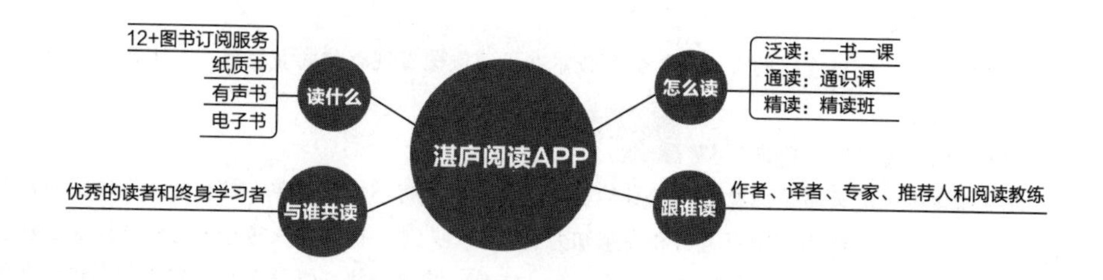

三步玩转湛庐阅读APP:

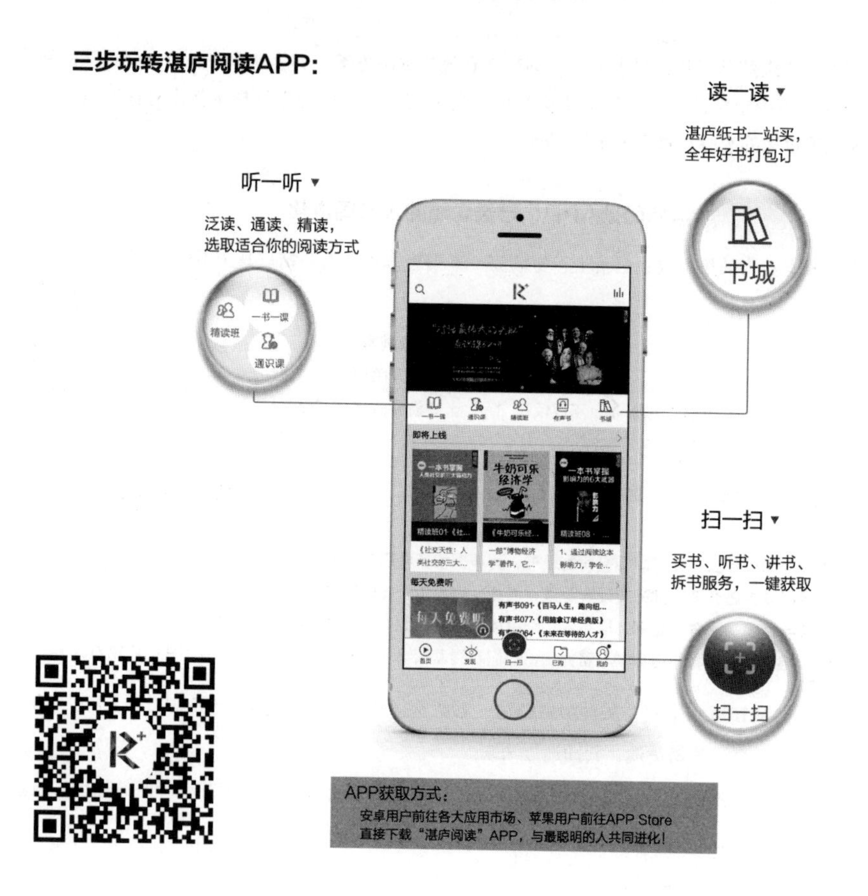

APP获取方式：

安卓用户前往各大应用市场、苹果用户前往APP Store

直接下载“湛庐阅读”APP，与最聪明的人共同进化！

使用APP扫一扫功能，遇见书里书外更大的世界！

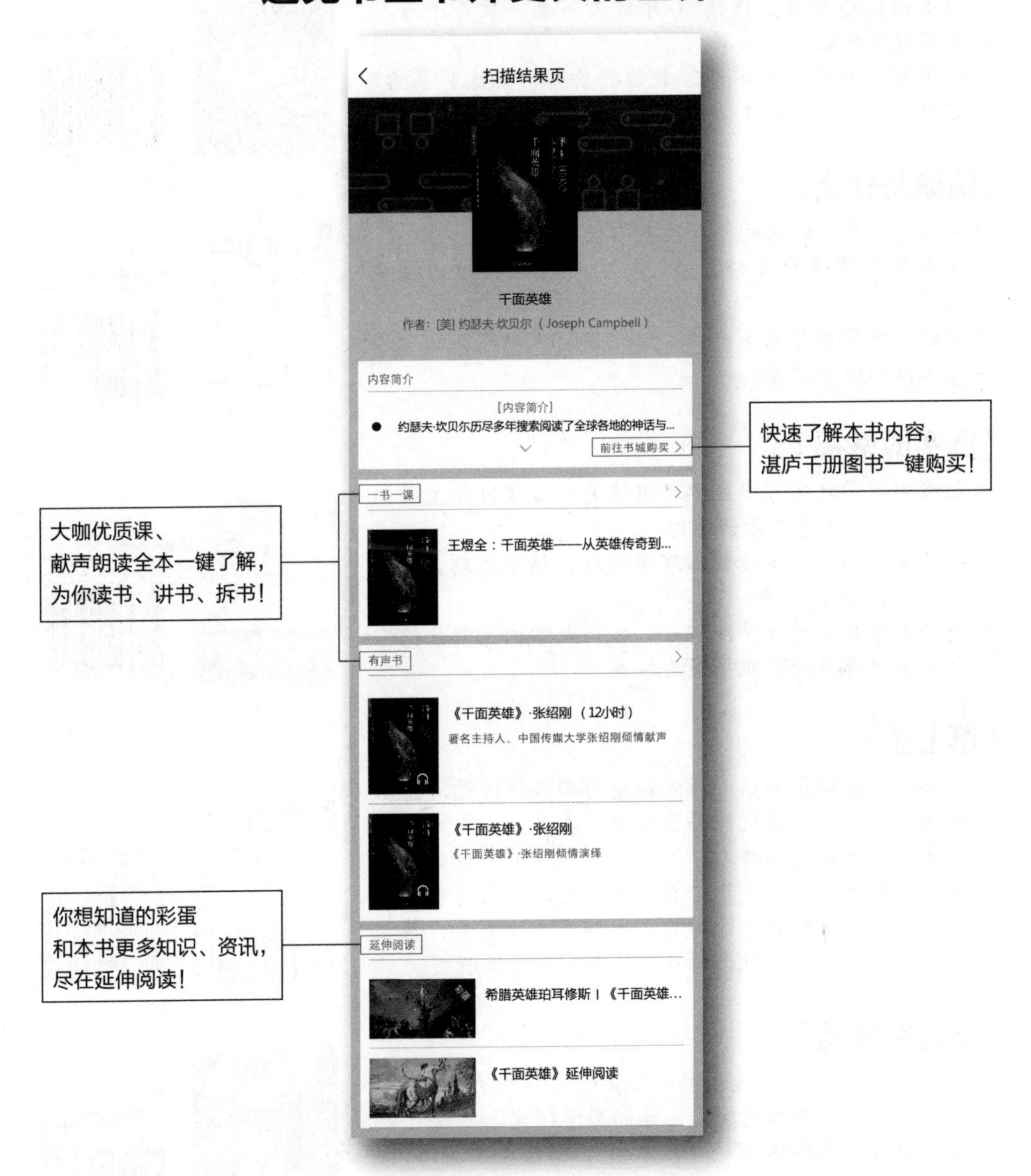

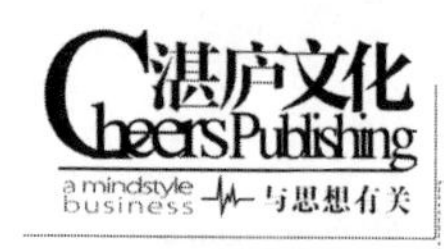

延伸阅读

《幸福脑》

◎“亚蒙脑健康五部曲”之三，美国亚马逊心理自助类图书畅销榜榜首，热销 10 年经久不衰，改善千万人身心健康的脑科学用书。

◎美国家喻户晓的医学专家教你将抑郁、焦虑、暴力、婚姻危机赶出你的生活。

《情绪是什么》

◎英国《卫报》评选的年度优秀心理学作品。

◎一本关于情绪的百科全书，一次对神经科学的深度反思。

◎融合科学理性与艺术感性，带你重新认识那些让人又爱又恨的微妙情绪。

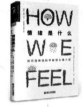

《真实的幸福》

◎积极心理学之父、以高票数当选美国心理协会主席的马丁·塞利格曼的开创之作。

◎提升幸福感不可不读的心理学经典，销量达到 200 万册，畅销全球 20 年。

◎清华大学社会科学学院院长、加州大学伯克利分校心理学系终身教授彭凯平倾力推荐。

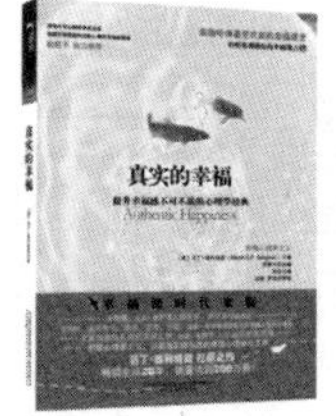

《第七感》

◎西格尔博士提出的第七感理论堪与弗洛伊德的潜意识理论、达尔文的进化论并驾齐驱，在身、心与大脑整合方面，无人能出其右。

◎掌握了第七感就会发现，我们其实有比自己想象的更多的机会去改变自己的心理、大脑、人际关系，甚至是某些与生俱来的性格特点，从而实现自我蜕变。

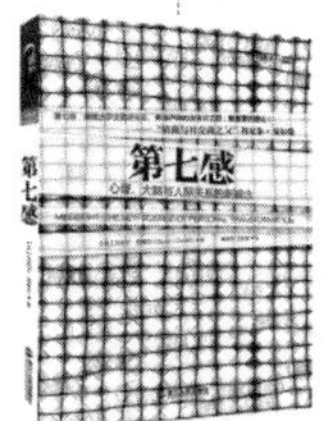

《棉花糖实验》

◎棉花糖实验之父对沃尔特·米歇尔对自控力的解读。每个人都应该熟知的决定一生的科学研究。

◎2016 年度“影响教师的 100 本书”之 TOP10 图书。

◎清华大学社会科学学院院长彭凯平、中国青少年研究中心研究员及家庭教育首席专家孙云晓盛赞推荐。

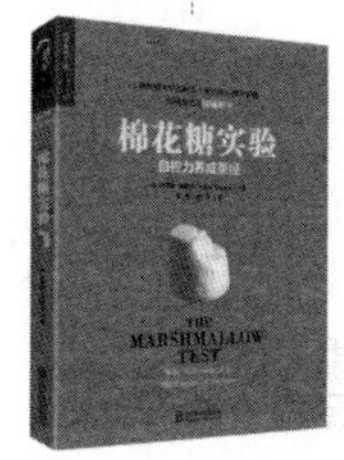

END EMOTIONAL EATING: USING DIALECTICAL BEHAVIOR THERAPY SKILLS TO COPE WITH DIFFICULT EMOTIONS AND DEVELOP A HEALTHY RELATIONSHIP TO FOOD By JENNIFER L. TAITZ, PSYD, FOREWORD BY DEBRA L. SAFER, MD

This edition arranged with NEW HARBINGER PUBLICATIONS through BIG APPLE AGENCY, INC., LABUAN, MALAYSIA.

图书在版编目（CIP）数据

驾驭情绪的力量：7 步终结情绪化饮食 /（美）珍妮弗·泰兹著；徐卓，张婍译 .—杭州：浙江人民出版社，2018.7

书名原文：End Emotional Eating

ISBN 978-7-213-08800-1

Ⅰ. ①驾… Ⅱ. ①珍… ②徐… ③张… Ⅲ. ①神经性厌食症 – 诊疗 – 普及读物 Ⅳ. ① R749.92-49

中国版本图书馆 CIP 数据核字（2018）第 127810 号

浙江省版权局
著作权合同登记章
图字:11-2018-237 号

上架指导：心理健康

驾驭情绪的力量：7步终结情绪化饮食

［美］珍妮弗·泰兹　著
徐　卓　张　婍　译

出版发行：浙江人民出版社（杭州体育场路 347 号　邮编　310006）
市场部电话：（0571）85061682　85176516
集团网址：浙江出版联合集团　http://www.zjcb.com
责任编辑：方　程
责任校对：戴文英　王欢燕
印　　刷：天津中印联印务有限公司
开　　本：720mm × 965mm 1/16　　印　　张：16.5
字　　数：201 千字　　插　　页：1
版　　次：2018 年 7 月第 1 版　　印　　次：2018 年 7 月第 1 次印刷
书　　号：ISBN 978-7-213-08800-1
定　　价：62.90 元